Katrin Rabe
Seide – Innere Stärke und äußerer Schutz

Katrin Rabe

Seide
Innere Stärke und äußerer Schutz

Das homöopathische Heilmittel Sericum coconum

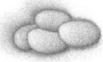

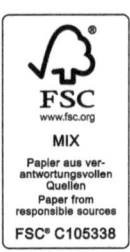

Bibliografische Information der Deutschen Nationalbibliothek
Die deutsche Nationalbibliothek verzeichnet diese Publikation
in der Deutschen Nationalbibliografie, detaillierte bibliografische
Daten sind im Internet über https://dnb.dnb.de abrufbar.

Text, Bild und Gestaltung
Katrin Rabe

Herstellung und Verlag
BoD – Books on Demand, Norderstedt

ISBN: 978-3-750-44091-3

Herzlichen Dank an
Renate Siefert.
Sie hat mir die Welt der
resonanten Verreibung
eröffnet.

Herzlichen Dank an die
Teilnehmerinnen und Teilnehmer
der Verreibung und Arzneimittelselbsterfahrung.
Sie haben wertvolle Informationen zum Entstehen
des Arzneimittelbildes von
Seide – Sericum coconum
beigetragen.

Herzlichen Dank an
die Wesenheit Seide.
Sie gibt mir Stärke und Schutz
auf meinem Weg.

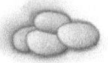

Inhaltsverzeichnis

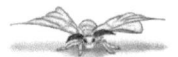

Meine Reise zum Heilmittel Seide

Schon als Kind hatte ich eine große Sehnsucht in mir, nach China zu reisen. Ich wusste nicht warum, aber ich träumte seltsame Träume von einem Leben in China. Diese Träume waren sehr realistisch und überraschend. Und dabei konnten noch nicht einmal Filme aus dem Fernsehen als Erklärung dafür herhalten, denn wir hatten zu diesem Zeitpunkt keinen.

Im Alter von etwa 10 Jahren begann ich mich für chinesische Kunst zu interessieren. Ich besuchte sehr gerne Ausstellung, die etwas mit diesem Thema zu tun hatte. Ich kaufte von meinem Taschengeld Bücher über chinesische Malerei im Antiquariat. In die Bilder konnte ich mich dann stundenlang hinein vertiefen. Ich versuchte die Art der chinesischen Malerei nachzuahmen, indem ich die Bilder abmalte.

Mit etwa 14 Jahren bekam ich ein Seidentuch geschenkt. Ich mochte zwar die Farbe nicht so besonders, aber es fühlte sich einfach herrlich an. Kein Jucken und Kratzen auf der Haut, einfach nur angenehm weich und warm. Damit hatte meine Traum-Reise nach China eine konkrete Form angenommen – die Seide. Die Malerei auf Seide wurde erst zu meinem Hobby und später auch für einige Jahre zu meinem Beruf.

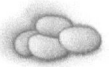

Meine homöopathische Begegnung mit Seide begann nach einem kleinen Unfall, bei dem ich mir das rechte Fußgelenk stark überdehnt hatte und dabei auch die Sehne angerissen war. Die Akutbehandlung erfolgte mit *Arnica montana C 10 000* direkt am Unfallort, was die Schmerzen auf ein halbwegs erträgliches Maß reduzierte und den Schock milderte. Die homöopathische Nachbehandlung erfolgte mit *Bellis perennis* und *Ruta graveolens* in verschiedenen Potenzen. Das hatte bisher in ähnlichen Fällen immer recht schnell eine spürbare Verbesserung gebracht. Doch diesmal hielten sich die Schmerzen, die Schwellung und die Überbeweglichkeit des Fußgelenkes hartnäckig. Ich konnte auch nach zwei Wochen noch nicht schmerzfrei laufen, was meinen bisherigen Erfahrungen mit der homöopathischen Behandlung widersprach.

Aus diesem Grund begann ich nach einem besseren Mittel für mich zu suchen. Die Gedanken gingen recht schnell in Richtung Seide. Ich liebe Seide und sie weist Eigenschaften (s. Kapitel „Eigenschaften") auf, welche mit unseren körpereigenen Geweben Haut, Sehnen und Bänder vieles gemein haben. Da ich gerne experimentiere, habe ich dann mittels eines radionischen Instrumentes das homöopathische Heilmittel Seide in der Potenz C10 000 hergestellt und anschließend eingenommen.

Was dann passierte, war einfach unglaublich! Innerhalb eines Tages waren Schmerzen und Schwellung komplett verschwunden. Bereits eine Woche später waren sowohl die volle Stabilität wie auch die normale Beweglichkeit des Fußgelenkes wiederhergestellt. Dieser Unfall liegt bereits mehr als 15 Jahre zurück und ich hatte seitdem keine weitere Verletzung dieser Art, obwohl dies vor der Einnahme von Seide ein bis zweimal pro Jahr der Fall war, wenn auch nicht immer so drastisch wie in diesem Fall.

Abgesehen von dieser überzeugenden Wirkung des Mittels im Akutfall, haben sich nach und nach weitere positive Wirkungen des Mittels auf Psyche und körperliche Gesundheit gezeigt. Im Kapitel „Meine ersten Erfahrungen mit Seide" habe ich die wichtigsten Stellen meiner Notizen aufgeschrieben. Diese Notizen bildeten die Grundlage für meine weitere Arbeit mit diesem homöopathischen Mittel.

Nach dieser positiven Erfahrung war meine Neugierde auf Seide erst recht geweckt, vor allem da sie noch nicht als homöopathisches Heilmittel zur Verfügung stand. Auf Anregung von Heilpraktikerin Renate Siefert, die meine homöopathische Entwicklung und Ausbildung in besonderer Weise gefördert und unterstützt hat, habe ich dann gemeinsam mit interessierten

Homöopathen und Laien eine C4-Verreibung von Seidenfasern eines unbehandelten Seidenkokons durchgeführt. Diese persönliche Begegnung mit Seide hat viele wertvolle Informationen gebracht, die für die weitere Entwicklung des homöopathischen Mittels Seidenkokon und die Anwendung in der homöopathischen Praxis wichtig sind. (s. Kapitel „Zusammenfassung der Themen der Verreibung")

Nachdem ich einige sehr positive Behandlungsergebnisse in meiner Praxis erleben durfte, habe ich auch eine homöopathische Arzneimittel-Selbsterfahrung initiiert. Die Ergebnisse dieser Selbsterfahrung, an der sechs Personen teilgenommen haben, sind ebenfalls in diesem Buch aufgeführt.

Ich freue mich, dass meine Reise zum Heilmittel Seide mit dieser Veröffentlichung ihr erstes Ziel erreicht hat. Ich wünsche Ihnen, dass dieses Buch hilft, die Seide (Sericum coconum) erfolgreich in der homöopathischen Praxis anzuwenden.

Herzlichst
Ihre Katrin Rabe

Die Geschichte der Seide

Entdeckung

Um die Entdeckung der Seide ranken sich viele verschiedene Legenden. Eine der bekanntesten Geschichten ist folgende:

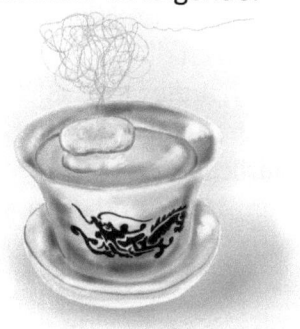

Etwa 2640 vor Chr. soll Si-Ling-Chi, die Frau des chinesischen Kaisers Huang-ti einen Spaziergang im Garten gemacht haben. Dabei ist ein Seidenkokon in ihre Teetasse gefallen. Beim Herausnehmen hat sich der Faden vom Kokon abgewickelt und sie hielt statt des Kokons glänzende Fäden in ihren Händen.

Die junge Kaiserin war darüber so entzückt, dass sie 1000 Kokons sammelte und daraus einen Umhang für ihren Kaiser webte. Ihr zu Ehren wurde die Faser si genannt, wovon sich die meisten Bezeichnungen herleiten. (Deutsch: Seide; englisch: silk; schwedisch: silke; japanisch: seri; lateinisch: sericum).

Für Kaiser und Könige

Die Herstellung der Seide ist sehr aufwendig und deshalb war dieses wertvolle Material am Anfang nur dem chinesischen Kaiser und seinen Frauen vorbehalten. Erst im Jahre 1200 vor Christus wurde dieses Privileg auch auf Adlige und reiche Kaufleute ausgedehnt. Etwa um 300 vor Christus wurde es erlaubt, die Kunst der Seidenherstellung am japanischen Kaiserhof zu unterweisen. Später hat die Seide auch ihren Weg über die Seidenstraße in die Herrscherhäuser Europas gefunden. Doch durch die lange und gefährliche Reise auf der Seidenstraße war die Seide in Europa extrem teuer und man suchte nach Möglichkeiten sie auch in Europa herzustellen.

Geheimnis und Industriespionage

Die Herstellung von Seide war ein sehr streng gehütetes Geheimnis. Auf Grund der Todesstrafe dauerte es länger als 2500 Jahre, bis dieses Geheimnis gelüftet wurde und die Herstellung von Seide auch über die Grenzen Chinas hinaus bekannt wurde.

Der erste Schritt war die Unterweisung der Kunst der Seidenherstellung am japanischen Kaiserhof.

Das dieses Wissen letztlich auch nach Europa gelangte, ist dem möglicherweise ersten Fall von Industriespionage zu verdanken.

Zwei nestorianischen Mönchen, entsandt von Kaiser Justinian, soll es etwa 555 nach Chr. gelungen sein, Samen des Maulbeerbaumes und Bombyx-Eier in ihren Wanderstöcken nach Konstantinopel zu schmuggeln.

Damit begann die Seidenproduktion im übrigen Asien, in Europa und schließlich auch in Amerika.

Die Herstellung von Seide

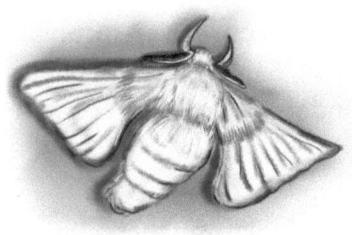

Der mit Abstand am häufigsten zur Seidengewinnung genutzte Spinner ist der Maulbeerspinner Bombyx mori. Dieser Spinner wird bereits seit mehreren tausend Jahren kultiviert und ist in der freien Natur nicht mehr lebensfähig.

Auch andere Spinner produzieren Seide, doch bei weitem nicht in dieser Qualität und Menge wie Bombyx mori.

Die Aufzucht der Seidenraupen ist sehr heikel. Genaue klimatische Verhältnisse, eine exakte Fütterung und gute Hygiene müssen dabei eingehalten werden, da die Aufzuchtbedingungen die Qualität der Seide bestimmen und die Seidenraupen anfällig für bakterielle Erkrankungen sind.

Das Weibchen legt etwa 500 Eier und stirbt nach der Eiablage. Die Eier sind oval, flach gedrückt und etwa 1 bis 1,5 mm lang. Die befruchteten Eier überwintern und die Raupen schlüpfen im nächsten Frühjahr.

In der modernen Seidenraupenzucht werden mit verschiedenen Mitteln mehrere Generationen pro Jahr erzeugt.

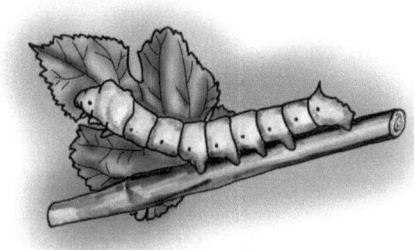

Nach dem Schlüpfen frisst jede Seidenraupe etwa 25 g Maulbeerblätter in den zirka 30 Tagen ihres Wachstumsstadiums. Dabei nimmt sie bis das 8000fache an Gewicht zu. Dann hört sie auf zu fressen und beginnt sich einzuspinnen.

Dabei produziert jede einzelne Seidenraupe mit Hilfe ihrer zwei Spinndrüsen einen etwa 400 bis 900 Meter langen Seidenfaden. Das entspricht 1-2 g Rohseide. Nach dem Einspinnen verwandelt sich die Seidenraupe in eine Puppe. In diesem Stadium verbleibt sie etwa 8 bis 12 Tage in ihrem Seidenkokon, der sie effektiv vor äußeren Einflüssen schützt.

Nach dieser Zeit ist die Metamorphose zur Motte abgeschlossen. Diese sondert dann ein Sekret ab, welches die Seidenfäden des Kokons an einer Stelle auflöst, so dass sie schlüpfen kann. Dadurch wird der lange Seidenfaden zerstört und die Fadenstücke solcher Kokons können nur zur Herstellung minderwertiger Seide verwendet werden.

Aus diesem Grund werden die Puppen vor Erreichen dieses Stadiums durch Hitze oder Kochen getötet, um sie am Schlüpfen und damit am Zerstören des Seidenfadens zu hindern.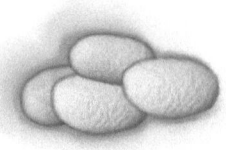

Durch Kochen wird auch der Seidenleim aufgelöst, welcher den Faden zusammenklebt und dem Kokon seine Stabilität verleiht. Danach kann man die Kokons abhaspeln und die Seidenfäden der Weiterverarbeitung wie Spinnen und Weben zuführen.

Zum Spinnen werden, je nach gewünschter Garnstärke, mehrere Seidenfäden mit der erstaunlich Faserlänge von mehreren hundert Metern (Baumwolle 15-56 Millimeter) miteinander verzwirnt.

Zusammensetzung und Eigenschaften

Seide ist das Speicheldrüsensekret der Seidenraupe, aus dem sich die Raupe den Kokon spinnt. Es ist während des Ausscheidens flüssig und erstarrt beim Kontakt mit Luft.

Zusammensetzung

Ein einzelner Seidenfaden besteht aus dem umgebenden Seidenbast (Sericin, Seiden-leim) und innen aus jeweils zwei Seiden fasern (Fibroin), auch Seidenfilament genannt.

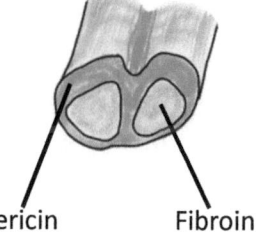

Sericin   Fibroin

Das Seidenfilament Fibroin macht etwa 70-80% der Seidenfaser aus. Fibroin ist ein schwefelfreies, hochpolymerisches Eiweiß, also eine natürliche Polyamid-Faser. Die sich wiederholenden Folgen von Aminosäuren geben der Seide Glanz, Weichheit und Elastizität.

Der Anteil des Seidenbastes (Sericin) an der Seidenfaser beträgt zwischen 20-30%. Das Sericin hält den Kokon zusammen, d.h.

25

es verklebt die einzelnen Fasern miteinander und verleiht dem Kokon damit Stabilität und Haltbarkeit.

Weitere Bestandteile der Seide sind Kohlenhydrate mit etwa 1,2 bis 1,6% Anteil, 0,7% organische Bestandteile und 0,2% Natur-farb-stoffe.

Eigenschaften

Die Aufgabe zu schützen, und somit das Werden und Wachsen zu behüten, ist die eigentliche Aufgabe des Seidenfadens. Um diese Aufgabe zu erfüllen, ist die Seide mit wichtigen und ein-zigartigen Eigenschaften versehen. Sie ist weich, schützt vor zu viel Wärme und vor zu viel Kälte, nimmt Feuchtigkeit auf und gibt sie wieder ab und ist sehr reißfest. Sie kann nur durch wenige Stoffe angegriffen werden und ist deshalb sehr haltbar. Mit diesen und anderen besondere Eigenschaften zeichnet sich Seide vor allen anderen Naturfasern aus.

Einige Fakten und Zahlen:
- Seide ist mit einer Dichte von 1,25 g pro cm³ eine der leichtesten natürlichen Fasern.
- Um 1 kg Rohseide zu erhalten, werden je nach Qualität 5 bis 10 kg Kokons verwendet, das sind etwa 2000 bis 6000 Stück.

- Die Gewichtseinheit für Seide ist 1 Momme = 1 Pongé = 4,306 g/m².
- Trotz der geringen Faserdicke von nur 12-25 µm weist sie eine größere Reißlänge (das ist die Länge, bei der ein Faden durch sein eigenes Gewicht reißt) als Stahl auf.
- Die Zugfestigkeit beträgt 350 MPa, das bedeutet, dass man ein Seidenseil mit einem Querschnitt von 1 cm² mit 3,56 Tonnen Gewicht belasten kann, ohne dass das Seil zerreißt. Eine zugfestere Naturfaser ist nur Spinnenseide mit bis zu 25 Tonnen.

Weitere wichtige Eigenschaften der Seide, welche sie vor allem für die Textilindustrie wertvoll machen, sind:
- Eine hohe Dehnbarkeit. Ein Seidenfaden von 1 m Länge kann sich um mehr als 15 cm dehnen, ohne zu zerreißen.
- Eine hohe Feuchtigkeitsaufnahme. Die Seide nimmt Feuchtigkeit bis zu 30% des Eigengewichtes auf, ohne dabei feucht zu wirken.
- Die sehr gute Hautverträglichkeit. Auf Grund des organischen Aufbaues lässt sie die Haut atmen und wirkt stimulierend.
- Das Isolationsvermögen gegen Wärme, Kälte sowie Elektrizität.
- Eine gute Farbaufnahme.

- Schlechte Brennbarkeit. Der Flammpunkt liegt bei 171°C. Seide erstickt die Flamme durch das Karbon, welches sich beim Verbrennungsprozess an der Oberfläche ansammelt.

Seide ist somit ein äußerst stabiles, haltbares Material, welches außerdem nur schwer verrottet bzw. degeneriert.

Pflege

Seide ist eine sehr haltbare und pflegeleichte Textilie, wenn man einige wichtige Hinweise beachtet.
- Enzymfreie Waschmittel (natürliche Seifen, Wollwaschmittel) verwenden. Da die Seide aus natürlichen Eiweißstrukturen besteht, würde sie durch die Enzyme der herkömmlichen Waschmittel nach und nach aufgelöst werden.
- Seide vor starker Sonneneinstrahlung schützen, da sie durch zu viel Sonne verblasst und vergilbt.
- Seide auf keinem Fall im Trockner trocknen, da sie dadurch stark einläuft.
- Seide nach der Wäsche nicht auswringen.
- Seide im leicht feuchten Zustand bügeln.

Verwendung von Seide

Textilindustrie

Die Seide hat sich durch ihre besonderen Eigenschaften vielfältige Einsatzgebiete erobert. Den größten Bereich nimmt die Textilindustrie ein. Eigenschaften wie Glanz, weicher Fall, Leichtigkeit des Gewebes, sehr gute Farbaufnahme, Hautverträglichkeit und Dehnbarkeit sind wichtig für die Nutzung der Seide für luxuriöse Bekleidung wie Unterwäsche, Festkleider, Strümpfe aber auch Bettwäsche und Ähnliches.

Militär und Leistungssport

Die außerordentliche Festigkeit des Gewebes Seide auf Grund der langen Seidenfasern hat ihren Einsatz in den Bereichen des Militärs begründet. Schon die Mongolen sollen einen Teil ihrer kriegerischen Erfolge dem Einsatz von Seide kombiniert mit Leder und leichten Eisenelementen zu verdanken haben. Diese Schutzkleidung war nur schwierig von Pfeilen zu durchdringen. Doch auch das heutige Militär und der Leistungssportbereich nutzen Seide (vor allem Unterwäsche) wegen ihres guten Isolationsvermögens.

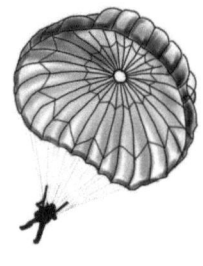

In Deutschland wurde die Seidenproduktion eingeführt, um Fallschirmseide für das Militär herzustellen. Auch um geheime Aufzeichnungen und Karten zu transportieren, wurde Seide verwendet. Man schrieb die Botschaften auf Seidentücher, da man diese sehr klein zusammenfalten kann und sie sich dadurch gut schmuggeln lassen.

Medizin

Ein weiteres Einsatzgebiet von Seide ist die Medizin. Da Seide im Körper nicht degeneriert, wurde Seidenfaden zum Nähen von inneren und äußeren Verletzungen verwendet. In der Gefäßchirurgie hat man mit Seidenschläuchen geschädigte Blutadern ersetzt. Diese Verwendung ist aber weitestgehend durch synthetische Materialen abgelöst wurden.

Kosmetik

In neuerer Zeit erobert Seide in Form von Seidenprotein auch die Kosmetikindustrie. Dort nutzt man Eigenschaften wie die hohe Feuchtigkeitsaufnahme, die Hautverträglichkeit und den berühmten seidigen Glanz.

Kunst

Auch in der Kunst hat Seide ihren festen Platz. Als Malgrund für die Kaligraphie, die Seidenmalerei oder in feinen Seidenstickereien verzaubert sie den Betrachter mit ihrer Feinheit und ihren kräftigen, klaren Farben. Als Seiten auf traditionellen asiatischen Musikinstrumenten verleiht sie diesen ihren unverwechselbaren Klang.

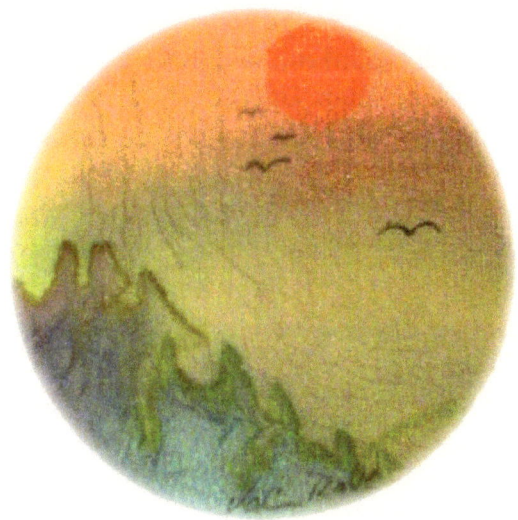

Seide im Sprachgebrauch

Der Begriff **„halbseiden"** wird häufig für Personen verwendet, die in irgendeinem Zusammenhang zweifelhaft bzw. fragwürdig erscheinen. Zum Zeitpunkt der Entstehung dieser Redensart konnten sich nur bestimmten Personengruppen den Luxus leisten, in Seide gekleidet zu gehen. Deshalb bezeichnet dieses Adjektiv Menschen (speziell Frauen) die sich in diesen „höheren" Kreisen bewegen, ohne wirklich dazu zu gehören.

„Seidenweich, seidig glänzen, seidenmatt" sind Adjektive, die sich auf die verschiedenen Eigenschaften von Seide beziehen und im allgemeinen Sprachgebrauch auf andere Stoffe und Materialien (Textilien, Farben, Haare, Haut,...) angewandt werden, um deren Besonderheit herauszustreichen. Diese Worte sollen oftmals ein Material wertvoller erscheinen lassen als es tatsächlich ist. Das kommt häufig in Werbetexten der Textilindustrie vor, wenn sogenannte „Kunstseiden" angepriesen werden.

„**In Samt und Seide**" gehen, steht für, in Reichtum leben; aber auch dafür, dass jemand ein Angeber ist. Man benutzt den Ausspruch ebenfalls, um deutlich zu machen, dass etwas besonders kostbar ist. Beide Stoffe sind sehr wertvoll, da aufwendig in der Herstellung, und konnten deshalb früher nur von Herrschern und Adligen getragen werden.

„**Am seidenen Faden hängen**" bezeichnet eine instabile, ungewisse Situation, welche schlimm ausgehen kann. Dies spielt möglicherweise auf die Beschaffenheit des für uns sehr dünn und damit schwach erscheinenden Seidenfadens an. Eine andere Erklärung ist der Bezug auf die Schicksalsgöttinnen welche den Schicksalsfaden spannen, bzw. auf das Damoklesschwert der griechischen Mythologie, welches am seidenen Faden (Rosshaar) über Damokles hing, um ihn an die Vergänglichkeit allen Seins zu erinnern.

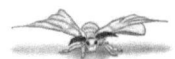

Meine ersten Erfahrungen mit Seide

Nach der Einnahme des Mittels *Seide C10 000,* hergestellt mit einem Radionik - Geräte aus den Fäden eines ungefärbten Seidentuches aus China, kamen neben der bereits erwähnten schnellen Heilung des Fußgelenkes, weitere sehr positive Entwicklungen in meinem Leben in Gang. Diese zeigten sehr deutlich das kraftvolle Potential des homöopathischen Mittels.

Hier die wichtigsten Themen:

Entscheidung

Ich kann mich einfach nicht entscheiden, welchen beruflichen Weg ich einschlagen soll. Soll ich weiterhin Angestellte sein oder den Schritt wagen, als Homöopathin in eigener Praxis zu arbeiten. Diese und ähnliche Gedanken gehen mir sehr häufig durch den Kopf, auch im Zusammenhang mit dem Unfall, wo ich mir das Fußgelenk verletzt habe. Etwa einen Monat nach der Einnahme des Mittels ist es klar, ich kündige und eröffne meine Praxis.

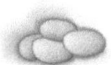

Innere Stärke

Ich fühle mich innerlich sehr stark, ich kann mich gut durch-
setzen ohne Streit, laut werden oder ähnliches. Ich bekomme ein
Kompliment diesbezüglich: „Ich habe noch nie jemanden getroffen, der auf so sanfte Art und Weise und doch so entschieden
seine Ziele durchsetzt."

Zuversicht

Ich habe mich lange nicht mehr so gut und zuversichtlich gefühlt.
Ich bin fröhlich, schon fast ausgelassen und genieße einfach das
Leben. Ich lache wieder öfter.

Reise

Sehr aufgeregt vor jeder Reise, Vorbereitungen werden sehr
zeitig getroffen, alles wird genau organisiert, vor allem wenn die
Reise etwas weiter oder ins Ausland gehen soll. Ich kann schlecht
einschlafen am Abend vor Reisebeginn; wache häufig auf; sehr
früh wach am Reisetag. Seit Einnahme von Seide sehr viel mehr
Gelassenheit vor jeder Reise.

Furcht, auf der Reise könnte etwas passieren

Furcht, dass etwas passieren könnte. Ich kann mich auf Autofahrten als Beifahrerin nicht entspannen, nicht schlafen, auch wenn ich mich auf den Fahrer verlassen kann. Seit dem Mittel kann ich auch im Auto schlafen.

Träume von Reisen nach China

Ich fahre mit dem Zug nach China. Ich wandere allein durch China in einer anderen Zeit. Ich möchte nach China reisen, verpasse aber den Zug oder schaffe es nicht, mir eine Fahrkarte zu kaufen. Diese Träume sind seit der Einnahme von Seide nicht mehr aufgetreten.

Sonnenlicht

Meine Empfindlichkeit gegenüber Sonnenlicht hat sich stark verringert. Ich kann es genießen, die Sonne ins Gesicht zu bekommen. Früher habe ich immer versucht, das Gesicht im Schatten zu haben. Auch die Augen sind weniger empfindlich, ich kann in der Sonne spazieren gehen, ohne die Augen zusammenzukneifen. Ich kann seit der Mitteleinahme die Hitze in der Sonne viel besser vertragen.

Seidene Kleidung

Ich habe schon immer gerne Seidenkleider getragen. Aber ich glaube, jetzt mach ich es noch lieber. Wenn ich es mir leisten könnte, würde ich wahrscheinlich nur noch Seidenkleider tragen. Ich fühle mich darin einfach wohl.

Haut

Die Haut vor allem an den Beinen, an den Händen und im Gesicht ist unerträglich trocken. Nach jedem Kontakt mit Wasser, vor allem Chlorwasser im Schwimmbad, Seifenwasser beim Duschen oder Baden, muss reichlich eingecremt werden, da die Haut stark zu jucken anfängt. Auch Staub, Sand und Wolle geben Anlass zu Juckreiz und verschlimmern die Trockenheit.

Nach der Einnahme von Seide bekommt die Haut ein gesünderes Aussehen. Die Regulation der Hautfeuchtigkeit normalisiert sich innerhalb eines Monats nach Einnahme. Seitdem ist eincremen nur noch selten z.B. nach Kontakt mit Chlorwasser zwingend erforderlich. Normales Duschen und Baden erzeugen keinen Juckreiz und keine Hauttrockenheit mehr.

Haare

Die Haare sind sehr trocken, glanzlos, unansehnlich. Sie laden sich schnell elektrisch auf, z.B. beim Kämmen, was sich durch die Behandlung mit Seide innerhalb von vier Wochen dauerhaft verändert hat. Die Haare wachsen ohne abzubrechen, glänzen mehr und werden lockiger, was dem Zustand meiner Haare im Kindesalter entspricht.

Die einzelnen Haare sind sehr dünn und weisen die interessante Eigenschaft auf, äußerst dehnbar zu sein, ohne zu zerreißen. (Diese Elastizität ist noch immer vorhanden, also eventuell ein besonderes Merkmal, was auf Seide hinweisen kann.)

Sehnenverletzung

Rechter Fuß, außen, durch Abrutschen von einer Treppe; starke Schmerzen; starke Schwellung und Überbeweglichkeit des Gelenkes; die Beschwerden bessern sich fast schlagartig. Innerhalb von 12 Stunden sind die Schmerzen und die Schwellung verschwunden, die zuvor mit Arnica montana, Ruta graveolens und Bellis perennis mit wenig Erfolg behandelt wurden.

Nach einer Woche ist die normale Beweglichkeit des Gelenkes wiederhergestellt. Obwohl diese Art von Unfällen in der Vergangenheit häufiger vorgekommen ist, war dies seit der Anwendung von Seide nicht mehr der Fall.

Reisekrankheit

Übelkeit bis hin zu Erbrechen beim Fahren in Auto, Bus, Straßenbahn, Flugzeug oder auf dem Schiff. Zugfahren ist jedoch problemlos möglich.

Besser: frische Luft; konzentriertes Schauen auf den Weg.
Schlimmer: Benzin-, Dieselgestank; kurvenreiche Strecken; Wellengang.

Seit der Behandlung mit Seide sind diese Beschwerden fast vollständig verschwunden. Unter extremen Bedingungen wie Fahren im Bus auf kurvenreicher Stecke und gleichzeitigem Dieselgestank zeigt sich noch Übelkeit. Erbrechen ist seitdem nicht mehr vorgekommen.

C4-Verreibung als wertvolle Informationsquelle

Die Verreibung oder Trituration ist die von Samuel Hahnemann praktizierte und gelehrte Methode zu Herstellung einer homöopathischen Arznei.

Sensitive Homöopathen haben festgestellt, dass alles, was wir während der Verreibung von Stufe zu Stufe erleben, mit dem Wesen und dem Charakter der Substanz zu tun hat, die wir gerade verreiben. Während wir still und geduldig verreiben, betreten wir sozusagen das Territorium, den Lebensraum dieser Substanz, z.B. einer Pflanze oder eines Minerals, und wir erleben körperlich, geistig und seelisch ihre Qualitäten und ihre Daseinsform.

Wenn wir das so Erlebte aufzeichnen, erhalten wir ein Verreibungs-Protokoll, das unser eigenes Erleben mit der Substanz wiederspiegelt. Tragen wir das Erlebte in der Gruppe zusammen, so zeigt sich, dass die Eindrücke der Teilnehmer sehr individuell und verschieden sind, aber dennoch gemeinsame Themen berühren. So ergibt sich ein Bild der Substanz in ganz verschiedenen Facetten.

Hahnemann empfahl Homöopathen, die Arzneien selbst herzustellen. Er wusste sicher um das tiefe Erleben und die Erkenntnis, die dieser Prozess in uns auslöst. Und er wusste, dass der Prozess uns in ganz besonderer Weise mit dem Wesen des Arzneimittels verbindet.

Die resonante Verreibung bis zur 4.Stufe ist im besonderen Maße geeignet, ein tiefes Verständnis für die Heilkraft und das Wesen der verriebenen Substanz zu erhalten. Während der Verreibung durchschreiten wir gemeinsam mit der Substanz die Stufen der Heilung und begleiten sie auf Ihrem Weg zum „geheilten Heiler". Wir erfahren mit all unseren Sinnen das ursprüngliche Leid, die Erkenntnis der eigenen Kraft und letztlich die Erlösung der Heilkraft.

Meine Erfahrung ist, dass wir durch dieses Erleben die Kraft des Heilmittels auf eine ganz individuelle und persönliche Art und Weise verinnerlichen und die therapeutischen Möglichkeiten erkennen. Die resonante Verreibung (C4 – Verreibung) stärkt in besonderem Maße unser Wahrnehmungsvermögen.

Ausführlich ist der Prozess der Verreibung in dem Buch „Der Weg der Homöopathie" von Renate Siefert beschrieben. Sie erklärt an Hand verschiedener Verreibungsprotokoll, warum die Verreibungen, also der Energetisierungsprozess, der Schlüssel für das Heilpotential der homöopathischen Mittel sind.

Das homöopathische Mittel Sericum coconum ist mit einem vollständigen Verreibungsprotokoll von Renate Siefert in diesem Buch dargestellt.

Die C4-Verreibung von Fäden eines unbehandelten Seidenkokons

Am 26.04.2008 haben sechs Personen (fünf Frauen, ein Mann) in Vallentuna/Schweden Seide verrieben. Es wurden die äußeren Fäden von zwei unbehandelten Seidenkokons des Seidenspinners Bombyx mori verwendet. Die Kokons stammen aus China und wurden uns freundlicherweise von der Plauener Spinnhütte zur Verfügung gestellt.

Den teilnehmenden Personen war das für die Verreibung benutzte Material bekannt. Dieses Seminar war in erster Linie konzipiert, die Teilnehmer mit der C4-Verreibung bekannt zu machen. Da eine C4-Verreibung eine sehr persönliche Erfahrung ist, werden die Verreibungsprotokolle nicht in ihrer Gesamtheit wiedergegeben, sondern nur bestimmte Textpassagen zu deren Veröffentlichung die Teilnehmer ihr Einverständnis erklärt haben.

Zwei der Teilnehmer habe kein aufschlussreiches Protokoll geführt. Die von Ihnen in der folgenden Auswertung genannten Erfahrungen werden deshalb zur Untermauerung der von den anderen Teilnehmern empfangenen Botschaften benutzt.

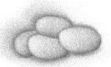

GDV-Bioenergiefeldmessung zur Dokumentation energetischer Prozesse

Der Einfluss des energetischen Prozesses der Verreibung von Seide auf die Teilnehmer wurde mittels der GDV-Bioenergiefeldmessung dokumentiert. Diese Technik ermöglicht es, Veränderungen unseres Zustandes im feinstofflichen, energetischen Bereich zu messen, noch bevor diese Veränderung in Form von Entstehen oder Verschwinden körperlicher Symptome für uns sicht- und spürbar sind. Da diese Verreibung die erste Veranstaltung war, bei der diese Technik der Dokumentation eingesetzt wurde, können in dieser Veröffentlichung nur mögliche Schlussfolgerungen aus den Messergebnissen gezogen werden.

Die Messung erfolgte für jeden Teilnehmer am Tag vor der Verreibung, direkt vor der Verreibung und im direkten Anschluss an die Verreibung. Die Messungen und die Auswertung der Messergebnisse wurden von einer Person, die nicht selbst am Seminar teilgenommen hat und die auch keine Kenntnisse über den gesundheitlichen Zustand der einzelnen Teilnehmer besaß, durchgeführt.

Textpassagen aus den Verreibungsprotokollen

Beginnen möchte ich mit der Wiedergabe einiger Texte aus der Stufe C4. In dieser Stufe tritt die Wesenheit Seide zu uns. Sie spricht zu uns als „geheilter Heiler" und gibt einen unmittelbaren Einblick in ihre Kraft und ihr Heilpotential.

Die Botschaft von Seide wiedergegeben durch Person 1

Seidenweich.
Weich und zart,
Sanft und einfühlsam,
Mitfühlend ist mein Herz.
Ich schütze das Zarte.
Ich schütze das Wachsende.
Wärme durchströmt meinen ganzen Körper.
Ich wärme.

Meine Liebe gebe ich Euch.
Meinen Schutz, meine Stärke gebe ich Euch.
Ich will sie nicht wissen Eure Zweifel,
denn Ihr braucht sie nicht.
Gehe den nächsten Schritt.

Das Leben ist voller Leichtigkeit.
Die Heimat,
Du erbaust dir deine Heimat.
Glück,
Du hast alles was du brauchst.

Glaube an deine Kraft.
Du erreichst dein Ziel.
Entscheide dich.
Sei klar und deutlich.

Alles fühlt sich leicht an.
Das Tun ist Leichtigkeit,
Wenn es aus dem Inneren kommt.

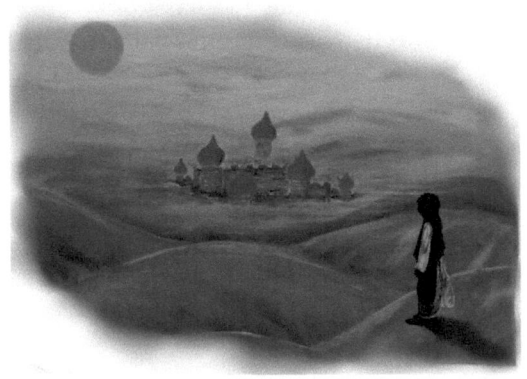

Die Botschaft von Seide wiedergegeben durch Person 2

Ich bin der Geist der Seide.
Unsichtbar fast,
Und ohne äußeren Schein.
Ich kenne keine Gewalt,
Gebe den Schwachen Halt.
Binde die Kräfte in eins.
Dir gebe ich Kraft und inneren Frieden,
Die Ruhe der Bescheidenheit
Und den stillen Glanz
Der inneren Stärke.

So ziehen wir gemeinsam
Mit der Karawane nach Osten,
Dorthin, wo das Licht erscheint
Am Horizont.

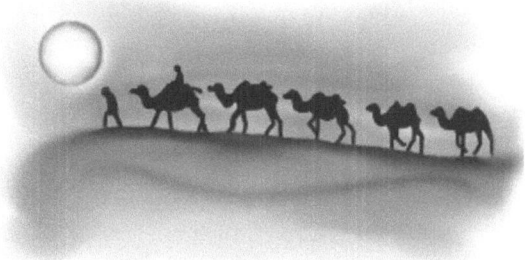

Und jeder Tag neu wird
In seiner eigenen Schönheit.

Sieh, man schätzt meinen Glanz,
Meine Pracht,
Meinen Schein.
Lass dich nicht blenden.
Du hast mich tiefer erkannt.
Nimm meine Hand,
Ich bin mit dir.

Die Botschaft von Seide wiedergegeben durch Person 3

Sei rein und sanft mit dir selbst.

Leichtigkeit	Freude	Unendlichkeit
Ewig	Ruhe	Ausruhen
Jung	Weich	Schlaf

Ich wecke die Kreativität.
Ich wecke die Geduld.
Ich kann Frauen helfen, schwanger zu werden.
Kinder bekommen Sicherheit durch mich.

„In aller Ruhe und Harmonie" oder „Das kreative Schöpfertum"
– sind die zwei Arten, die Seide zu nutzen.

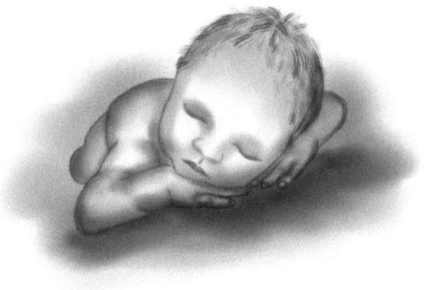

Die Eindrücke von Seide der Person 4

Nun ist alles gut.
Kann neu anfangen ohne kaputtzumachen.
Kann neu anfangen und mitnehmen, was mir viel bedeutet.
Beruhigung steigt auf.
Will alles mehr nehmen, wie es kommt,
Nicht immer verändern und verbessern.
Was ist, ist gut.
Vertrauen in mich.

Jemand steht über mir, bewacht und beschützt mich.

Jemand hält die Hand über mich.

Reine Seide reinigt das Leben.

Zusammenfassung der Themen der Verreibung

Im Folgenden sind die Hauptthemen von Seide, die in dieser Verreibung zu Tage getreten sind, zusammengefasst. Einige dieser Themen haben sich schon durch die erfolgreiche Anwendung des Heilmittels bestätigt gefunden.

Fäden, Stränge

Gefühl wie ein Faden, der aus der Stirn gezogen wird. (P1)
An Fäden hängen und von den Fäden befreien. (P1)
Endlos der Faden, spinnen, weben. (P2)
Sehe einen blauen Faden im Milchzucker. (P5)

Freiheit, Leben, Theater

Das Leben ist ein Theater; Pinocchio, an Fäden hängen und von den Fäden befreien; Freiheit, dein Leben zu leben. (P1)
Ich zeige den Weg in die Freiheit; Eltern schützen und zeigen den Weg zum Leben. (P1)
Hier bin ich und fühle mich frei. (P2)
Das Leben ist eine ewige Kunst und du bist dein Künstler; erschaffe dein eigenes Leben. (P3)

Kinderwunsch, Schwangerschaft

Wärme wie von einem Baby. (P1)
Ich kann Frauen helfen, schwanger zu werden. (P3)

Reise, Anstrengungen auf Reisen, nicht aufgeben

Es ist ein langer Weg. (P1)
Karawane, die Seidenknäuel ziehen wie Kamele hintereinander her. (P1)
China, nach China reisen. (P1)
Die Augen fallen zu, müde von der langen Reise. (P1)
Ich möchte stehenbleiben, nicht anhalten, weitergehen, weiter, weiter, ... (P1)
Darf die Augen nicht zumachen, sonst schlafe ich ein, darf das Ziel nicht aus den Augen verlieren. (P1)
Geduld üben, nicht aufgeben, keine Schwäche zeigen, eine Herberge finden auf der Reise. (P2)
Die Karawane zieht weiter ins Ungewisse, Wanderschaft. (P2)
Ein langer Weg sich sehen zu lehren, zu formen, sich kennenzulernen. (P3)
Eine lange Reise, zusammen. (P3)
Niemand kann mich aufhalten, langsam komme ich an mein Ziel,

langsam wie eine Schnecke, eine starke Schnecke, total verlässlich. (P4)
Unterbrechung hat den Rhythmus genommen, finde ich den Weg zurück? (P4)
Wanderung durch Wildnis zum großen Meer. (P4)

Schönheit

Am Ende ist Schönheit, die niemand wagt zu zerstören. (P2)
Eine verführerische, schöne Frau. (P3)
Die Seide ist das Wesen der Schönheit, sie kleidet die Götter. (Aphrodite, Herkules) (P3)
Wie eine Blume, blau und schön. (P4)
Denke an schöne Orte, Natur, Felder und Wiesen. (P4)

Schutz/schutzlos, zart, verletzlich

Nichts kann mir schaden. (P1)
Schutz, ich schütze den Schmetterling. (P1)
Ich bin geschützt in einem Kokon aus reinem Licht, Seide hüllt mich ein. (P1)
Umsorgt werden, wie ein Schatz gehütet. (P1)

Seidenweich, weich und zart, sanft und einfühlsam, mitfühlend
ist mein Herz, ich schütze das Zarte, ich schütze das Wachsende.
(P1)
Schutz werde ich geben den Schutzlosen. (P2)
Kinder bekommen Schutz durch dieses Mittel. (P3)
Nicht verletzen wollen, weich wie Seide, empfindlich und zart.
(P4)
Jemand steht über mir, bewacht und beschützt mich. (P4)
Denke an meinen Sohn, er ist so leicht verletzlich. (P5)

Sehnsucht, Traurigkeit

Starke Sehnsucht, Tränen kommen, Traurigkeit. (P1)
Abschiedswinken, Trauern, ihre tröstende Stimme fehlt mir. (P4)

Stärke – Sanftheit

Weich und sanft, zart. (P1)
Gemeinsam stark. (P1)
Ich habe nichts als meine Stärke, die jeder Zerreißprobe trotzt.
(P2)
Wir haben keine Eile, wir hüten unsere Kraft, gemeinsam sind
wir stark. (P2)

Siegen durch stille Stärke. (P2)
Selbstsicher, starke Integrität, die Macht in sich selbst. (P3)
Anderssein ist auch stark. (P4)
Eine starke Schnecke, total verlässlich, trägt andere weit. (P4)

Stille, Leise, innere Stimme

Ich höre nichts um mich herum. (P1)
Es soll leise sein, die Stille soll die Geräusche von außen
übertönen, auf die innere Stimme hören. (P1)
Die Stille ist um mich, und die Einsamkeit. (P2)
Den stillen Glanz der inneren Stärke. (P2)
Alle Geräusche stören mich, empfindlich für Geräusche, das
Kratzen spüre ich in meinen Zähnen. (P3)
Geräuschempfindlich. (P4)

Unvergänglichkeit, Unendlichkeit

Träumen, die Unendlichkeit, in den Abgrund springen wie im
Film „Hidden Dragon, Crouching Tiger". (P1)
Ich reibe unendlich, ich möchte in der Unendlichkeitsschleife
reiben. (P1)
Endlos der Faden. (P2)

Am Ende ist Schönheit, die niemand wagt zu zerstören. (P2)
Die Quelle der Jugend ist in der Seide und in uns, sie braucht nur erweckt zu werden. (P3)
Ich fühle mich alt und jung zugleich. (P4)

Verwandlung, Entwicklung, Metamorphose

Verwandlung, der Schmetterling erhebt sich. (P1)
Entwicklung zur Lebensfreude. (P1)
Kraft schöpfen für den neuen Aufbruch, da sein, stark sein, bereit sein. (P2)
Das Sterben akzeptieren als einen Weg der Verwandlung in ein neues Dasein. (P2)
In der Seide sind alle Regenbogenfarben versteckt, du kannst sie freisetzen. (P3)
Möchte Lebensfreude, einfach hineinspringen und schwimmen, fünf Tage, dann wird alles besser; Trennen von diesem alten Leben? Nein, trennen von mir, von meiner dunklen Seite, die mich immer bremst. (P4)

Wärme

Mir wird warm, mir wird heiß. (P1)
Ich spüre Wärme. (P1)
Die Wärme macht mir zu schaffen, Wärme ist ein Thema für
Seide. (P1)
Wärme durchströmt meinen ganzen Körper, ich wärme. (P1)
Wärme wie von einem Baby. (P1)
Mir ist heiß, eine kühle Seidenbluse wäre jetzt schön. (P3)
Es wird wärmer. (P4)

Wissen, Geheimnis

Ich weiß zu viel, Wissen behindert mich. (P1)
Leicht ist mir, ohne alles Denken, ohne alles Wissen. (P2)
Im Verborgenen wirken. (P2)
In die Tiefen seiner selbst eintauchen, um Antworten zu finden.
(P3)

Zukunft, Zuversicht, Leichtigkeit

Links, links mit Leichtigkeit Reiben, mit Links = mit Leichtigkeit.
(P1)
Gedanken an die Zukunft, das Herz füllt sich mit Zuversicht. (P1)
Eure Zweifel, ihr braucht sie nicht. (P1)
Glaube an deine Kraft, du erreichst dein Ziel. (P1)
Alles fühlt sich leicht an. (P1)
Das Tun ist Leichtigkeit, wenn aus dem Inneren kommt. (P1)
Wohin wir auch gehen, wir kommen an. (P2)
Leicht ist mir, ohne alles Denken, ohne alles Wissen. (P2)
In mir ist Zutrauen und Freude, ich kenne die Richtung, ich gehe
voran. (P2)
Ich fühle mich leicht wie ein Seidenfaden. (P3)
Alles ist gut so, ich bin gut so, endlich mache ich etwas für mich,
gutes Gefühl. (P4)

Zusammenhalt, Anstrengung, Widerstand

Es ist unglaublich, wie fest die Fäden zusammenhängen. (P1)
Anstrengung das Knäuel auseinander zu reißen. (P1)
Widerstand, ich spüre die Seide widersteht, trotzt der Ver-
reibung. (P1)

Die Seide widersteht, die Fäden helfen sich, kleben zusammen. (P1)

Es klumpt zusammen, es findet sich, der Widerstand der Schwachen. (P2)

Wir halten zusammen, wir finden zusammen. (P2)

Wir alle sind zusammengebunden mit einem einzigen Faden, dünn und stark. (P3)

Seidenklumpen zu groß. (P4)

Anstrengung, Daumen schmerzt. (P4)

Schwierig, die Seide zu verteilen, was für ein zähes Material. (P5)

Gefühl von Harmonie und Zusammengehörigkeit, Gemeinschaft. (P5)

(P1) – (P5) Steht für die einzelnen Verreibungsteilnehmer. Die Ziffern wurden aufgeführt, um die Ähnlichkeit der Erfahrungen der einzelnen Teilnehmer deutlich zu machen.

Zusammenfassung der GDV-Bioenergiefeld-Messung

Alle Teilnehmer, abgesehen von Person 4, haben auf die Verreibung mit einem Ausgleich und einer Verbesserung ihres emotional-energetischen Reaktionspotentiales reagiert. Besonders in den Bereichen der Leber, Niere und des rechten Herzbereiches war eine positive Wirkung der Einheit aus Verreibungsprozess und der energetischen Wirkung von Seidenkokon zu erkennen.

Je nach individueller Neigung konnten auch Wirkungen im Bereich Brustdrüsen, Atemorgane, Gallenblase, Milz, Hypophyse und Schilddrüse beobachtet werden.

Person 4 wies im unmittelbaren Anschluss zum Seminar ein deutlich verschlechtertes Energiebild auf. Die Bereiche Niere, Schilddrüse, Gallenblase, Rücken, Nebenhöhlen sowie die Hypophyse haben mit einer drastischen Verschlechterung des energetischen Zustandes reagiert.

Aus diesem Grund wurde der Teilnehmer am folgenden Tag nochmals gemessen. Die Ergebnisse dieser Messung zeigten nun eine Verbesserung und einen Ausgleich auch über das Maß der ersten

Messung hinaus. Dies deutet darauf hin, dass die Verreibung von Seidenkokon eine heilende Wirkung auf den Teilnehmer hatte.

Die direkt sichtbare energetische Verschlechterung entspricht möglicherweise der Erstreaktion bei der Einnahme eines homöopathischen Mittels, der Anstieg des emotional-energetischen Zustandes am Folgetag ist schon der erste positive Schritt in Richtung Heilung, was zum Teil auch aus den aufgeführten Zitaten der Person 4 ersichtlich ist.

Die Messergebnisse können an Hand verschiedener Grafiken dargestellt werden. Auf Grund der Übersichtlichkeit, ist in dieser Veröffentlichung nur eine Darstellung des durchschnittlichen Reaktionspotentials von Person 4 integriert.

Weitere Bilder können auf meiner Internetseite www.gesund-mit-homöopathie.de eingesehen werden. (unter Verreibungen/ Seide)

Darstellung des bioenergetischen Reaktionspotentials für Person 4.

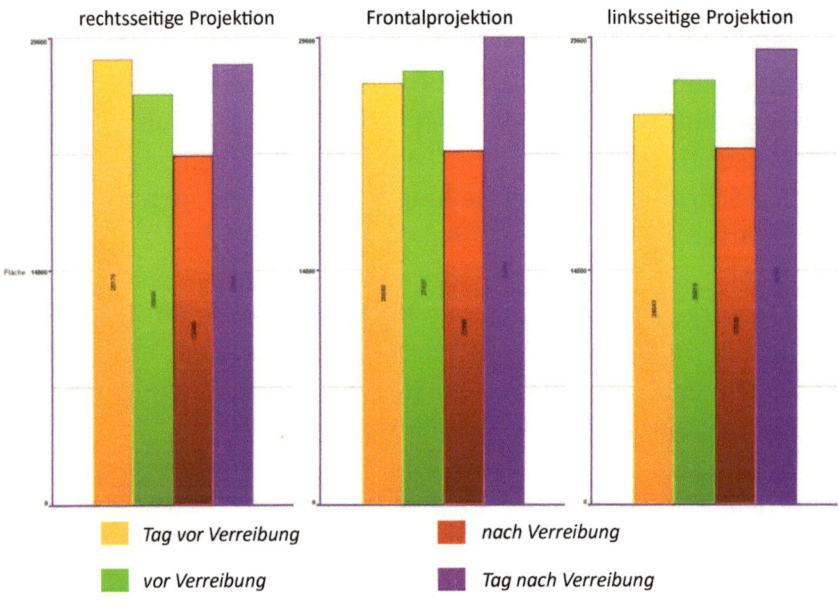

rechtsseitige Projektion | Frontalprojektion | linksseitige Projektion

- Tag vor Verreibung
- vor Verreibung
- nach Verreibung
- Tag nach Verreibung

Die Stapeldiagramme zeigen die Verschlechterung unmittelbar nach der Verreibung (roter Stapel) und die Verbesserung des Reaktionspotentials (violetter Stapel) des gesamten Organismus sogar über das Potential des Vortages hinaus. Außerdem zeigt sich ein Ausgleich zwischen linker und rechter Körperhälfte, welcher bereits während der Verreibung eintrat.

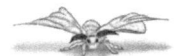

Homöopathische Arzneimittel-Selbsterfahrung

Durchführung

Im November 2016 haben 6 Teilnehmer/Innen an einer homöopathischen Arzneimittel-Selbsterfahrung (HAMSE) mit dem Mittel *Sericum coconum bombyx mori (ser-coc)* teilgenommen. Die Teilnehmer wussten nicht, um welches homöopathische Mittel es sich handelt. Dies wurde Ihnen erst nach Beendigung der HAMSE mitgeteilt.

Die Teilnehmer sollten mit der Einnahme der Globuli an einem für Sie passenden Tag beginnen und den Start der Einnahme mit Datum und Zeit in ihren Aufzeichnungen notieren. Notizen sollten bereits 3 Tage vor der ersten Einnahme gemacht werden.

Die Einnahme erfolgte 1mal täglich, bis erste Reaktionen zu verzeichnen waren. Unabhängig von einer Reaktion sollte die Einnahme nicht länger als 1 Woche erfolgen. Die Beobachtungen wurden nach Beendigung der Einnahme für etwa 4 bis 6 Wochen fortgesetzt. Mit drei Teilnehmern erfolgten regelmäßige Zwischengespräche, von den anderen Teilnehmern erhielt ich nach Beendigung der HAMSE Aufzeichnungen.

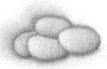

Zwei weitere Personen hatten die Globuli zugeschickt bekommen, haben diese allerdings nicht eingenommen und auch keine Aufzeichnungen geführt.

Verwendet wurde Sericum coconum C30, hergestellt in der Enzian-Apotheke in München. (siehe Adressdaten am Ende des Buches)

Teilnehmer

Person 1 (P1) – Frau 41 Jahre
Person 2 (P2) – Frau 36 Jahre
Person 3 (P3) – Mann 37 Jahre
Person 4 (P4) – Mann 45 Jahre
Person 5 (P5) – Frau 45 Jahre
Person 6 (P6) – Frau 55 Jahre

Von mir wahrgenommenen Besonderheiten

Termine

Es war schwierig, mit den Teilnehmern Termine für die persönlichen Gespräche zu vereinbaren. Die Termine wurden teilweise oft verschoben oder gar nicht angetreten.

Etwas geht während der Reise verloren

Die Aufzeichnungen der Prüfungsteilnehmerin P6 sind verschwunden. Weder in Ihrem noch in meinem Computer sind die Aufzeichnungen auffindbar. Das erinnert mich an die Unberechenbarkeit einer Reise, so wie man es mit der Seide verbindet. In den Zeiten der Seidenstraße sind oftmals nur Teile der wertvollen Fracht am Bestimmungsort angekommen. Es werden deshalb nur einige Anmerkungen der Prüferin verzeichnet, welche Ihr noch im Gedächtnis geblieben sind.

Entscheidungen werden getroffen, eine neue Reise beginnt

Im Leben der Person 7, welche die Globuli nicht genommen hat, auch keine Aufzeichnungen geführt hat, konnte ich dennoch wichtige Veränderungen wahrnehmen. In der Zeit der Prüfung hat sie sich von ihrem deutlich älteren Lebenspartner getrennt und nach vielen Hin und Her endlich den Schritt gewagt, in eine eigene Wohnung zu ziehen. Sie wirkt deutlich entspannter und selbstbewusster.

Ein Schritt wird nicht gewagt

Person 8 hat die Prüfung nicht begonnen. Sie hatte Angst, nicht gesund genug zu sein, um daran teilzunehmen. Auf Nachfragen gab sie mehrmals an, dass sie nun beginnen möchte. Sie hat diesen Schritt letztlich aber nicht getan.

Die Themen der HAMSE

Kommunikation/Kontakt

Gute Laune und sehr kommunikativ, Leute treffen. (P1)

Erhöhtes Mitteilungsbedürfnis. (P1)

Viel geflirtet mit dem Gefühl: „oh ich bin interessant". (P2)

Viel Reden und Gespräche meide ich auch sehr. (P2)

Aufgeregt und auch freudige Gedanken daran, neue Menschen kennenzulernen. (P5)

Menschen (Taxifahrer, Hausleute, Kollegen) sind plötzlich noch offener und vertrauensseliger zu mir. (P5)

Aufbruch, Entscheidungen treffen

Verlangen sich deutlicher zu äußern, sichtbarer und hörbarer zu sein. (P1)

Pläne für die Praxisentwicklung. (P1)

Es ist Zeit, mehr nach außen und nach vorne zu leben. Viele Ideen und einige Pläne sind schon im Entstehen, die Ärmel sind hochgekrempelt. (P1)

Ich bin mal wieder auf dem Weg. Ich weiß noch nicht wohin. Viele Dinge sprechen mich an, aber ich habe noch keine genaue Ausrichtung. (unzufrieden mit derzeitiger Arbeit) (P2)

Ich will in meinem Tempo vorangehen. Ich spüre einen Widerstand gegen Tempo, was andere mir vorgeben. Dann reagiere ich mit „Kindertrotzverhalten". (P2)

Ich mache klar Schiff auf Arbeit. Ich habe mich krankschreiben lassen bis zum Ende der Probezeit und direkt die Kündigung hinterhergeschickt. (P2)

Entwickle mehr Interesse für Energiearbeit. (P4)

Zweifel, Entscheidungen treffen, Angst vor Entscheidungen

Jetzt habe ich wieder Zweifel und Angst mich zu entscheiden. Schaffe ich das auch, habe ich mir zu viel aufgebürdet? Habe ich die Nerven dafür? (P2)

Verletzbar/ungeschützt

Die desolate Verfassung der Kollegin saugt die Kraft raus, Ihre Niedergeschlagenheit zieht mich etwas runter. (P1)

Unverletzlich/Schutz

Ich fühle mich sehr unverletzlich, als hätte ich das berühmte dicke Fell oder eine starke Schale, die mich wie ein Schutzschild umgibt. Allerdings ist die Empfindung so, dass der Schutz von innen, also aus mir heraus, kommt und nicht, als wäre ein Schutzschild von außen übergestülpt. Es fühlt sich wirklich sehr, sehr gut an. Zu Beginn der HAMSE (war ich) stark, positiv, in mir selbst ruhend, zwar auch wie von der Außenwelt getrennt, so war das doch auf gute Art. Mich konnte nichts verletzen, nichts zerstören. Ich war wie von einem Schutzschild umgeben. Das Gefühl war das eines nach außen Leuchtens. (P1)

Meine Ängste sind zu absoluter Lockerheit umgeschwenkt. So nach dem Motto: „Es wird schon werden". (P3)

Positives Gefühl von „Leck mich", fühle mich resistenter. (P4)

Seelisch gut, leichtes Gefühl von „Über den Dingen" – Stehen bzw. nicht nur die anderen sind wichtig, ich bin es auch. (P5)

Freude und Zufriedenheit, weil ich meinem Onkel helfen konnte. (P5)

Seit Einnahme der Globuli bin ich generell mutiger. Ich rege mich nicht mehr so sehr über Dinge auf, die ich nicht ändern kann. Ich bin nicht mehr so „taktvoll" zu Leuten, die mir gegenüber taktlos sind. (P5)

Menschen (Taxifahrer, Hausleute, Kollegen) sind plötzlich noch offener und vertrauensseliger zu mir. Ich habe weniger Angst. (P5)

Getrennt/ausgeschlossen/Kontakt verloren/Alt

Ich habe das Gefühl, richtig in ein Loch gefallen zu sein. Ich empfinde mich als alt, allein, hässlich, ausgeschlossen, von der Welt und von den anderen Menschen getrennt. Es ist als habe ich den Kontakt verloren. (P1)

Jetzt bin ich auch in mir abgeschlossen, aber darin eher in mir verloren. Das Außen ist dunkel und fern. Innen ist noch Leben, aber ohne Verbindung. Das Leuchten dringt nicht mehr nach außen. (P1)

Ich bemühe mich um liebevolles Mitgefühl und Aufmerksamkeit, merke aber, dass ich nicht mitschwinge. Ich bin wie Lichtjahre von dem Gefühl entfernt, indifferent, vom Thema (Kinderwunsch) abgenabelt. (P1)

Im Hinblick auf Beziehungen und Interaktion mit anderen Menschen fühle ich mich in meinem derzeitigen Zustand vollkommen abgetrennt, in meiner kleinen Kapsel (innen hell, aber gedämpft), umgeben von undurchdringlicher Schwärze (außen dunkel), als würde ich nie wieder in Kontakt und Austausch mit anderen kommen. (P1)

Gefühl depressiv zu sein. Die Depressionen zeigen mir: Du bist doch schon alt. Wer will dich noch? Bilde dir bloß nichts ein? (P2)

Ich war vom Kopf her nicht da. Ich fühlte mich den ganzen Tag wie im Nebel. Auf einmal wurde der Schleier aufgezogen und ich konnte auch wieder lachen. (P2)

Rückzug/Kontakt abbrechen, um sich zu schützen

Ich habe schon mehrmals ernsthaft überlegt, den Kontakt abzubrechen, weil es mich so dermaßen mitnimmt, diese vergiftete Beziehung zu sehen und das Leiden, das sie immer wieder erneuern und vertiefen. (P1)

Kontakt zu einem alten Bekannten, der da etwas mehr hineininterpretiert hat, als es für mich war. Dazu kann ich nur sagen: „Leckt mich am Arsch". Ich bin immer und zu allen Menschen nett und freue mich, wenn man miteinander lachen kann, dass mir das immer als Aufhänger zur Liebesstory gemacht wird, halte ich im Kopf nicht aus. Ich habe ihm vor den Kopf gesagt, dass ich keinerlei und nicht mal in 1.000.000 Jahren irgendetwas von dem erwidere, was er da interpretiert. Es macht mich wütend, dass die immer gleich so denken und eine lustige Freundschaft kaputt machen müssen. (P2)

Es treten viele Menschen an mich heran, wo ich denke: „Was wollen die eigentlich alle von mir?" (P2)

Ich habe wenig Lust auf Menschenmenge. Ich bin den ganzen Tag zu Hause geblieben. (P3)

Ruhe und Ausgeglichenheit

Mir geht es gut. Der Tag ist entspannt. (P1)

Ich fühle mich ausgeglichen und positiv gestimmt. (P1)

Entspannt mit meiner Tochter Yoga gemacht und Kinderfilme geguckt. (P1)

Der Rest des Tages und Abend verläuft angenehm und ohne besondere Vorkommnisse. (P1)

Entspannung bei Kosmetikbehandlung: Viele zufällige Erinnerungen kommen. Kurze Bilder von meiner Schwiegermutter, meiner Großmutter, eine Straßenkreuzung in Amerika (wo wir mal gewohnt haben), kurze Szenen, das Heimatdorf meiner Großeltern. Alles sehr schön und friedlich, liebevoll und heiter, wie Heimat. (P1)

Die Tage verlaufen ruhig, harmonisch und ohne Besonderheiten. (P1)

Ich mache weiter. Da kommt eine Heilung. Ich bin ruhig, sehr gefasst. (P2)

Zuversichtlich, alles positiv, entspannt, stressfrei. (P4)

Könnte sein, dass ich selbstbewusster bin. (P4)

Gute Laune, Zuversicht, keine Angst mehr durch Nachrichten etc., leicht „aufmüpfig", Meinung sagen (P5)

Gelassen, auch angesichts von kommendem Stress, „ich muss meine Gedanken zusammenhalten", fühle aber dennoch Stärke (P5)

Traurigkeit

Traurigkeit durch Streit: In meinem derzeitigen Zustand macht es mich tief traurig. Ich habe das Gefühl, dass Menschen einfach nicht dafür gemacht sind, in Harmonie miteinander zu leben. (P1)

Traurigkeit durch die (politische) Weltlage. (P1)

Ich fühle kein Lachen mehr in mir. (P1)

In der Brust sitzt mir gefühlt noch das Schluchzen und will jeden Moment wieder ausbrechen. (P1)

Leicht melancholisch in Zusammenhang mit Menstruation, aber Laune bessert sich gemeinsam mit dem körperlichen Zustand. (P5)

Gleichgültigkeit/Demotiviert

Die Woche stand unter dem Motto: „Jetzt ist mir nichts mehr wichtig!". (P2)

Reizbarkeit

Ich bin sehr müde und ziemlich gereizt abends. (P1)

Gereizt bin ich, auch anderen Erwachsenen gegenüber. ...meinte, ich könnte auch mal wieder lachen. (P2)

Zusammen etwas meistern, Motivation

Yoga mit Freundinnen: Nun hatten mehrere dieser Online-Freundinnen aber die gleiche Motivation und zusammen klappt es jetzt wunderbar! Wir tauschen uns täglich über unsere Erfahrung mit der Einheit des Tages aus und motivieren uns gegenseitig. (P1)

Heute war ich eigentlich totkaputt und unmotiviert. Zu meiner großen Freude lief das Programm heute supergut und hat großen Spaß gemacht. Ich fühle mich energetisiert und ausgeglichener. (P1)

Kraftvoll, tatkräftig

Trotz der Kopfschmerzen fühle ich mich ansonsten gut und positiv gestimmt. (P1)

Obwohl ich keinerlei Pause hatte, bin ich kraftvoll und kann alles anpacken und erledigen. (P1)

Der Weg, der gerade läuft, ist so gut. Ich bin so kraftvoll, habe ein positives Gefühl und eine tolle Energie in mir. (P2)

Ich bin die letzten Tage konsequenter geworden, habe Sachen mehr durchgezogen und besser meinen inneren Schweinehund besiegt. (P3)

Ich habe Dinge sofort erledigt. (P3)

Einfühlsam und dennoch frei

Gleichzeitig ist es mir möglich, mit anderen und deren Empfindungen mit zu schwingen, ohne diese anzunehmen. Ich merke wie ich in schwierigen Situationen (Liebeskummer der Freundin; kontroverse Angelegenheiten etc.) besonders gut in der Lage bin, präsent und einfühlsam zu sein, ohne dass eigene Gefühle in den Vordergrund geraten. Ich nehme nichts persönlich. Ich fühle mich frei. (P1)

Mitgefühl beeinflusst negativ

Bei seiner Geschichte hingegen leide ich besonders mit, empfinde (seine) große Traurigkeit und in mir große Wut über den Unwillen und die Unfähigkeit von ihm und seiner Frau, sich zu arrangieren oder die Beziehung zu beenden. (P1)

Kummer mit Antriebslosigkeit

Tod eines Nachbarn und Kindheitsfreund, Die tragischen Umstände und die Tatsache, dass er aus unserer Kindheitsgeneration der erste ist, der eines ungewollten Todes stirbt, haben mich ziemlich aus der Bahn geworfen.

Die Beisetzung war am 08.02.2017. Seitdem bin ich wie zerschla-gen. In den Tagen danach konnte ich kaum arbeiten, nicht besonders klar denken, wie verkatert. (Normalerweise bin ich sehr resilient und gerate selten in große Gefühlsschwankungen, schon gar nicht in Kummer. Ich erlebe Kummer normalerweise in Kombination mit Dankbarkeit oder Freude über das gemeinsam Erlebte.) (P1)

Termine/vor sich herschieben/ Vergesslichkeit

Ich bin die ganze Zeit sehr vergesslich, vor allem Termine. Muss sie mir ins Handy einschreiben. (P2)

Verschiebe ständig die Termine für die persönlichen Gespräche oder vergesse sie dann. (P3)

Es ist prinzipiell schwierig, an Termine zu denken. Es ist aber jetzt etwas besser geworden. (P3)

Unruhe, Gedankenandrang, schaffe ich alles, habe Stress, Zeit-druck, viele Termine. (P5)

Reisen

Lange Fahrt gut überstanden. (P4)

Wiederholter Traum: Ich verreise und habe zu viel Gepäck dabei. (P5)

Eine bevorstehende Reise bereitet Stress, besser schon auf der Heimreise und als ich nach der Reise wieder zu Hause war. (P5)

Unerfüllter Kinderwunsch

Meine beste Freundin wünscht sich ein drittes Kind und wird aufgrund gesundheitlicher Schwierigkeiten nicht schwanger. Sie leidet ziemlich und wird jetzt sogar eine Kinderwunschpraxis aufsuchen. (P1)

Ehekrise/Trennung

Mein engster männlicher Freund ist (mal wieder) in einer hässlichen Ehekrise. Seine Ehe ist seit jeher eine Katastrophe, aber er kann und will sich nicht trennen. (P1)

Träume

Traum mit meiner Mutter. Eine Auseinandersetzung. Auf einmal ist mein gesamtes Gesicht und mein ganzer Körper mit groß-flächigen Quaddeln übersät, eine an der anderen. Meine Mutter schreit jemanden an: „Guck' doch mal wie die jetzt aussieht!". Im weiteren Streit und Schreierei mit Tränen. (konkreter weiß ich es nicht mehr; Streitträume mit Mutter habe ich häufig) (P1)

Ein Familientreffen/-urlaub mit der gesamten Familie meines Onkels. Wir wohnen in einem sehr großen Haus. Alles ist sehr edel, aber auch sehr gemütlich eingerichtet; viele Sofas, Sessel, Kissen und Decken. Das ganze Erdgeschoss ist ein einziges riesiges Wohnzimmer, in dem sich die gesamte Großfamilie verteilt. Die Stimmung ist ruhig und angenehm. Alle beschäftigen sich, spielen oder unterhalten sich.

Ich muss mal groß zur Toilette und muss feststellen, dass die Toilette am Rand dieses großen Zimmers ist. Sie ist in ein langes Sofa eingelassen. Ich setze mich erstmal so auf das Sofa und finde es unangenehm, dass ich jetzt in dem großen Raum mit der ganzen Verwandtschaft mein Bedürfnis verrichten soll.

Die Frau meines Cousins kommt und setzt sich mit einer Tageszeitung an das andere Ende des Toilettensofas. Ich frage sie, ob sie auch zur Toilette muss. Sie verneint und sagt, dass sie sich einfach nur etwas zurückziehen will. Sie bräuchte das jeden Tag, dass sie sich zwei Stunden lang zurückziehen kann. Die Zeit nutze sie zum Zeitung lesen.

Ich weise sie darauf hin, dass dieses das Toilettensofa ist und dass ich mal müsste und bitte sie, woanders hin zu gehen. Sie lehnt es einfach ab und macht es sich auf dem Sofa gemütlich, legt die Füße hoch und beginnt die Zeitung zu lesen.

Ich bin aufgebracht und fühle mich unverstanden. Wütend verlasse ich das Haus und stapfe die Straße hinauf. Es gibt noch andere Häuser, aber ich fühle mich etwas verloren. Mehrere Mitglieder der Familie folgen mir und wollen vermitteln. Ich bin aber unversöhnlich und die Cousine ist weiter uneinsichtig. (P1)

Viele Träume, aber nicht erinnerlich. (P1)

Menschen, die auf der Suche sind oder eine Aufgabe lösen müssen und ich bin da irgendwie involviert. Entweder helfend oder muss selbst eine Problemstellung lösen. (P1)

Ein Traum war auch so in der Art, aber ich war irgendwie „gefangen". Ein Mann hatte mich in einem Zimmer unter Kontrolle (keine Gewalt) und ich konnte da nicht einfach weg, sondern ersann im Traum wieder mögliche Wege aus der Situation. (P1)

Nachts hatte ich wieder einen Traum, in dem sehr viele Menschen meines bisherigen Lebens vorkamen, mit denen ich gar keinen aktiven Kontakt mehr habe. (P1)

Der Traum spielt sich wieder in einem großen Haus ab, in dem alle zusammen untergebracht sind. Dieses Mal gibt es ganz viele (Schlaf)Zimmer rund um eine große Wohndiele. Alle Anwesenden sind mit Partner da. Mehrere der Bekannten/Freunde (Verwandte kamen nicht vor) versuchen mir klar zu machen, dass ich doch auch einen Partner bräuchte und wie wichtig das wäre. Alle sind so stolz auf ihre Partner und die Beziehung.
Mich befremdet das ziemlich. Ich habe überhaupt keine Lust, mich auf einen Partner einzulassen und dieses „man muss doch!" nervt mich total. Ich weiß, dass im ersten Zimmer ein Ex-Partner von mir ist und dort auf mich wartet. Allerdings sehe ich überhaupt nicht ein, warum ich (wieder) in dieses Zimmer gehen soll. (Am Anfang des Traumes war ich von dem Zimmer in die Wohndiele gegangen) Außer auf eine sexuelle Beziehung hätte ich nämlich

nicht die geringste Lust, mich wieder auf diesen Menschen einzulassen, weiß aber, dass ich um das Gesamtpaket nicht drum-
herum kommen würde, wenn ich das Zimmer betrete. So bleibe
ich in der Diele, was vom Rest der Gemeinschaft mit ratlosem
Unverständnis quittiert wird. Das ist mir aber egal. Ich fühle mich
vollkommen zufrieden und im Einklang mit mir selbst. (P1)

Ich weiß, dass ich einen Traum hatte, in dem ein Mann versucht
hat, Kontakt zu meinem Kind aufzunehmen. Ich weiß, dass er
vorhat, mein Kind zu missbrauchen (ich weiß nicht mehr, ob es
im Traum meine tatsächliche Tochter war oder ob ich dort ein
anderes Kind hatte). Ich muss verhindern, dass er seinen Plan
verwirklichen kann. Ich darf mich von ihm nicht austricksen oder
überlisten lassen. Er ist sehr geschickt und redegewandt, aber
so lange ich zwischen ihm und meinem Kind stehe, kann nichts
passieren. Ich muss aufpassen, dass er keine schnelle Bewegung
macht, mit der er an mir vorbeikommt. Es ist wie ein Spiel um
mentale Stärke und Geschick. (P1)

Meine Träume nachts sind immer noch sehr vielseitig und intensiv. Ihre Qualität hat im Moment etwas von Scheitern und vergeb-
lichem Bemühen. (P1)

Ich habe Träume, in denen ich Menschen enttäusche. Sie bemühen sich, mir etwas besonders Schönes zu zeigen und ich reagiere nicht angemessen. Ich spüre ihre Enttäuschung, ihren Ärger. Ich habe das Gefühl „ich mache es nicht richtig". (P1)

In anderen Träumen soll ich getäuscht werden. Es wird mir klar gemacht, dass ich nicht dazu gehöre. Mir wird eine Situation präsentiert und dann im Anschluss gesagt, dass ich dort unerwünscht bin. (P1)

Einen Traum hatte ich, in dem Pferden Samen abgenommen werden sollte, um künstliche Befruchtungen durchzuführen. Zunächst mussten dafür die Pferde zum Urinieren gebracht werden. Ich erinnere mich an Unmengen Urin, die die Pferde ausschieden. An die Samengewinnung kann ich mich nicht erinnern. Ich war ein Beobachter in dem Traum, fachfremder Zuschauer, und wunderte mich über die Methoden. Ich wagte aber nicht Fragen zu stellen, weil ich ja als Fachfremde keine Ahnung hatte, also nicht dazu gehörte. Gleichzeitig hatte der Traum eine gewisse sexuelle Qualität. Das ist auf jeden Fall bemerkenswert, da der einzige andere Traum von mir, in dem je Tiere und Sexualität in Verbindung standen, auch im Rahmen einer Arzneimittelprüfung vorgekommen ist. (P1)

Ich träume wieder, von und mit Katharina (Urgroßmutter). Die ganze Zeit während der letzten 3 Wochen seit Beginn der HAMSE hatte ich keine Träume. (P2)

Traum von einem Faschingsfest. Ich hatte ein Kostüm an, eine Art Clown. Die Leute haben gelacht, weil es so hässlich war. Ich hatte grüne Wuschelhaare. Bin während des Gelächters aufgewacht. (P2)

Träume von Vereinigung mit einem Mann, nicht allein sein. (P2)

Träume von einem meiner Söhne. Er hat eine Lehre als Friseur begonnen. Er war groß gewachsen, schnippelte wie Edward mit den Scherenhänden, das war toll. Er sah schnieke aus, sehr gepflegt. (P2)

Wiederholter Traum: Ich verreise und habe zu viel Gepäck dabei. (P5)

Schlimme Träume: z.B.: ich sehe einen Meteor, wie er die Erde trifft, und ich nehme meine Familie, die mit mir an einem Tisch sitzt, an den Händen. Alle lächeln, dann kommt die Erschütterung. (P5)

Ich habe geträumt, dass ich zwei Menschen umgebracht habe. Habe die Leute verschwinden lassen. Der Traum war so real, dass ich beim Erwachen für einen Moment nicht sicher war, ob es ein Traum war. (P5)

Kopf

Ich war vom Kopf her nicht da. Ich fühlte mich den ganzen Tag wie im Nebel. (P2)

Es haben sich verstärkt Dinge im Kopf abgespielt. Es war wie Bewegung im Gehirn, es war positiv, als würde das Gehirn gestreckt, wie Gehirngymnastik. (P3)

Kopf, Kopfschmerzen

Seit etwa mittags (ca. 12.00 Uhr) habe ich Kopfschmerzen im vorderen Vertex. Es ist ein Pulsieren, dass auch pulsierenden Druck im Bereich der Nasenwurzel verursacht. (P1)

Am ersten Tag meiner Periode hatte ich relativ starke Kopfschmerzen, rechts unter dem Scheitel. (P1)

Kopfschmerzen begleitet von Durchfall. Ging aber schnell wieder weg. (P3)

Wiederholt leichte Kopfschmerzen, drückend (öfter als normal). (P5)

Kopf, Schwellung Gesicht

Mein Gesicht empfinde ich als geschwollen/verquollen, als hätte ich tagelang geweint. (P1)

Rechts ein geschwollenes Unterlid. Das scheint mir in den letzten drei Wochen wieder extrem ausgeprägt. Es fühlt sich geschwollen an, mehr als man im Spiegel sieht. (P1)

Auge, Tränenfluss

Ein paar Tage lang hatte ich ein tränendes Auge (rechts), besonders morgens. Die Tränenflüssigkeit war mild, aber ich musste den ganzen Morgen über immer wieder tupfen, weil sie einfach nicht versickern wollte. (P1)

Herz

Einschlafen schwierig wegen Herzklopfen, nachts, < Rückenlage, Herzblubbern mit Gefühl als wäre etwas verstopft > aufstehen, < hinlegen.
Tagsüber seltener, < abends beim Sitzen auf Couch, Blubbern und das leichte Stauungsgefühl. (Ab ca. 20.30 Uhr) (P1)

Abdomen, Blähungen/Zwicken

Einen totalen Blähbauch am Abend (nach 19 Uhr), der auf der Toilette faulig abgeht. (P1)

Abgang von fauligen Gasen, Geruch ist abstoßend jauchig-faulig, ohne geblähtem Bauch (P1)

Zwicken im Bauch – Gefühl von Infektabwehr (P4)

Abdomen, Schmerz rechts/Magenschmerzen

Im rechten Unterbauch kann ich manchmal eine weiche Schwellung tasten. Die Schmerzen sind derzeit oft wie Seitenstechen, so dass ich mich kurzatmig fühle, ohne mich bewegt zu haben. Der

Schmerz strahlt oft nach oben in Richtung Leber aus, selten auch mal in den Rücken (etwa Nierengegend). (P1)

Auch sonst hatte ich in der letzten Woche viel Leibschmerzen; meistens im Oberbauch und eher rechts, < Brot, Brötchen. (P1) Nach jedem Brötchen, etwa nach einer halben bis nach einer Stunde, krampfartige Oberbauchschmerzen, die etwa eine Stunde anhielten. (P1)

Zwicken im Bauch. (P4)

Gefühl eines Steines im Magen nach trinken von Rotwein mit hohem Säuregehalt. (P4)

Rücken

Leichter Schmerz im unteren Rücken, wie früher, Lendenwirbelsäule, drückend, anhaltend < liegen, sitzen, stehen, kam wie aus heiterem Himmel. (P5)

Extremitäten, Lockerheit, Entspannung, Bewegungsdrang

Sehr locker schwingende Arme nach Training. (P4)

Meine Waden sind extrem frei, habe Bewegungsdrang. (P4)

Schmerz Hüfte

Ich bin aufgestanden und mir tut die linke Hüfte weh. Es fühlt sich an wie eine Prellung, aber es ist nichts zu sehen. <Kälte und Berührung, Berührung der Kleidung, > Wärme, > darauf liegen, > im Schlaf. (P2)

Die Schmerzen in der Hüfte spüre ich meist nur morgens und abends. Tagsüber ist viel los, da spüre ich nichts und ich denke nicht einmal daran. (P2)

Ziehen Leiste/Beschwerden alter Leistenbruch

Hatte vor ein paar Jahren eine beidseitige Leistenbruch-OP. Da hatte ich immer wieder mal Probleme, ein Ziehen < intensiv Fußball spielen. Aber jetzt nach den 4 Wochen ist es da auch super. (P3)

Ziehen in rechter Leiste bzw. Übergang Bein in Becken, als würde das Bein nicht richtig sitzen < Bewegung, > Ruhe, (war nur für einen Tag da). (P5)

Schmerz Knie

Vor der Prüfung Probleme in der Kniekehle, komme nicht aus der Hocke hoch, Schmerz ist nach hinten ziehend. Am Ende der Prüfung sind die Knieprobleme fast weg. Keine Schmerzen mehr. (P3)

Rückmeldung 6 Wochen nach der ersten Einnahme: Knieprobleme sind komplett geheilt, keine Probleme mehr trotz intensivem Fußballspielen. (P3)

Muskelkatergefühl in Oberarmen

Gefühl von Muskelkater in den Oberarmen, nur bei Bewegung zu spüren. (P5)

Menstruation

Ich hatte recht starke Schmerzen in der rechten Unterbauchgegend, die ich als beeinträchtigend empfunden habe. Der Schmerz strahlte in den gesamten Bauchraum auf der rechten Seite aus. (P1)

Am ersten Tag meiner Periode hatte ich relativ starke Kopfschmerzen, rechts unter dem Scheitel. (P1)

Meine Menses hatte sich die letzten Monate so schön normalisiert. Jetzt ist alles wieder wie früher. Ich habe Schmerzen und bin gereizt. Der Ausfluss ist wieder stärker und der Geruch auch. (P2)

Meine PMS-Beschwerden (Brustspannen, Wassereinlagerung, schlechte Laune, Schmerzen im unteren Rücken, maßloser Appetit) waren direkt mit der Einnahme der 1. Globuli weg. (P5)

Temperatur

Ich friere sehr stark < abends. (P5)

Frösteln, > Sonne, Wärme. (P5)

Schweiß

Ich schwitze nachts im Schlaf am Oberkörper, so dass mein Oberteil und die Bettdecke feucht sind. (P1)

Ich schwitze sehr stark. (P2)

Ich habe einen Schweißausbruch nachts, sehr doll! (P3)

Schweißausbruch 3 Uhr nachts. (P3)

Schweißausbrüche, nachts (oft in Zusammenhang mit den schlimmen Träumen. (P5)

Schwitzen und frieren im Wechsel im Schlaf, das Schwitzen fühlt sich fiebrig an. (P5)

Haut/Haare

Haare sind sehr schön, sie strahlen und wachsen gerade besonders schnell, dasselbe mit meinen Nägeln. (P2)

Hautausschlag am Kopf, Pickel oder besser mehr wie unterirdische Pickel, Erhöhungen, jucken nicht. (P3)

Pickel im Gesicht, wie Akne, aber nach 3 Tagen wieder weg. (P3)

Schwindel

Während Saunadienst ging es mir nicht gut, mir war schwindelig. (P2)

Ab 20 Uhr massive Kreislaufprobleme, < sitzen, laufen; > ins Bett legen; schwindelig als hätte ich was gesoffen, hin und her wie eine Schiffsschaukel; Angst, ich kippe um. (P3)

Mehrfach Kreislaufprobleme mit Schwindel. (P3)

Verletzungen

Sonntag beim Fußball böse hingefallen. Der linke Arm war wie gestaucht und verrenkt. Habe eine Schmerztablette genommen, weil der Arm so weh getan hat. Aber ich war erstaunt, dass schon am nächsten Tag nur noch etwas Schwellung war, aber der Arm war schon wieder voll beweglich. Unglaublich schnell geheilt. Ich kenne solche Verletzungen. Das dauert sonst viel länger. (P3)

Hatte vor ein paar Jahren eine beidseitige Leistenbruch-OP. Da hatte ich immer wieder mal Probleme. Aber jetzt nach den 4 Wochen ist es da auch super. (P3)

Schlaf

Einschlafen schwierig wegen Herzklopfen, nachts < Rückenlage. (P1)

Wache nachts auf, 2 Uhr, schwierig wieder einzuschlafen, Sehr ungewöhnlich für mich. (P4)

Schlechter Schlaf, jede Stunde munter. (P5)

Schlaf nicht so gut < Vollmond. (P5)

Allgemein

Infektabwehr verbessert, gesundheitlich sehr robust obwohl Frau und Kind krank sind. (P4)

Halsschmerzen ab dem 1. Tag der Einnahme, anders als sonst, tiefe Stimme bekommen, < sprechen, > trinken. (P5)

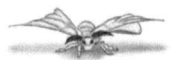

Kasuistiken

Kasuistiken aus meiner eigenen Praxis

Frau, 20 Jahre: wiederkehrende Sehnenscheidenentzündung, Ängste

Sie hat seit einigen Jahren Handgelenksprobleme. Bereits vor 10 Jahren war ihr Handgelenk ganz dick geschwollen. Es wurde dann 4 Jahre später ein Ganglion festgestellt und auch operiert. Dies hat sich noch zweimal im Laufe von weiteren 4 Jahren wiederholt, erst rechts, dann links. Jedes Mal wurde operiert.

Akut hat sie eine Sehnenscheidenentzündung rechts. Das Handgelenk ist gelegentlich geschwollen. Sie hat starke, plötzliche Schmerzen, die sie als drückend und pulsierend wahrnimmt. > Ruhe, < Bewegung.

Das ist nun bereits die 3. Entzündung innerhalb des vergangenen Jahres. Bisherige Behandlung Ibuprofen 600 mg.

Sie hat außerdem gelegentlich Kopfschmerzen. Diese sind pulsierend und drückend, > durch Hinlegen, < durch Geräusche.

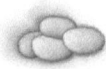

Das fühlt sich dann so an, als würde jemand auf dem Kopf rumtrampeln. < Stehen. Wenig Schlaf und Stress auf Arbeit sind mögliche Auslöser.

Ihr Rücken bereitet Ihr auch Beschwerden. Zum Beispiel ist der Rücken schief, die rechte Schulter zieht sich zu hoch, in der Halswirbelsäule ist ein Wirbel verdreht und im Lendenwirbelbereich verhakt es sich. Sie hat im Bereich des Solar Plexus ein Stechen, als würde da was hineingesteckt. Das ist manchmal so schlimm, dass sie sich zusammenkrümmt, < im Sitzen, > normal atmen und tief Luft holen.

Sie weiß gerade nicht, wo es hingehen soll. Das ist Ihre größte momentane Herausforderung, dass sie nicht weiß, wie es im Leben weitergehen soll.

Als Person beschreibt sie sich als sehr ängstlich. Sie macht sich große Sorgen um ihre Familie, Verwandte, hat Angst, dass Ihnen etwas zustoßen könnte. Sie hat auch Angst, nicht helfen zu können. Sie ist noch immer sehr traurig wegen des Todes ihrer Oma (vor 9 Jahren) und ihres Cousins. Dieser ist an Krebs gestorben und seitdem hat sie auch Angst vor Krebs.

Ihre drei Wünsche sind, dass sie ihre Oma und ihren Cousin zurückbekommt, sowie nichts mehr über Krebs hören zu müssen.

Verordnung: *Sericum coconum LMXM*, 2mal täglich.

Folgekonsultation 6 Wochen später:
Die Entzündung ist deutlich besser, keine Kopfschmerzen mehr, keine Rückenschmerzen mehr, Ängste sind deutlich besser. Sie fühlt sich emotional entspannter und zuversichtlicher.

Allerdings hat sie nun auf Arbeit vermehrten Stress. Sie hat einen zweiten Job angenommen und trinkt jetzt viel Kaffee, hat seitdem vermehrt Sodbrennen > Zitronenwasser.

Verordnung: *Sericum coconum LMXM* weiter wie bisher bis das Handgelenk komplett wieder in Ordnung ist, zusätzlich akut bei Sodbrennen *Nux-vomica LM12*.

Rückmeldung ein halbes Jahr später
Ihr geht es sehr gut. Bisher keine Handgelenksbeschwerden mehr. Auch die Rücken- und Kopfschmerzen sind nicht mehr wiedergekommen. Sie hat gemerkt, dass sie ihre Ernährung umstellen muss, da das Sodbrennen eindeutig mit dem Kaffee zusammen-

hängt. Sie hat eine Beratung zur atemtyp-richtigen Ernährung erhalten und ihre Ernährung entsprechend angepasst. Seitdem ist keine weitere Behandlung nötig gewesen.

Frau, 45 Jahre: Furcht vor einer bevorstehenden Flugreise

Die Frau soll aus beruflichen Gründen eine Flugreise in eine etwas entlegenere Gegend in Indien antreten. Sie begleitet einen Blindenführhund aus Ihrer Schule, den eine indische Frau bei ihr ausbilden ließ. Dies ist ein großes Abenteuer für sie, da es hierbei einige Hürden zu überwinden gibt. Sie hat deshalb große Ängste, dass auf der Reise etwas schiefgehen könnte, dass sie oder auch der Hund nicht wohlbehalten am Bestimmungsort ankommen. Sie kann deshalb schon einige Zeit nicht gut schlafen und ist insgesamt sehr unruhig und aufgeregt.

Verordnung: *Sericum coconum C200*, einmal wöchentlich bis zur Reise und dann direkt am Tag der Abreise 3mal täglich. Bei Bedarf kann sie die Einnahme auch in Indien wiederholen.

Rückmeldung der Patientin nach der Reise
Es war super entspannt. Ich habe gleich gemerkt, dass ich besser schlafen konnte und auch zuversichtlicher geworden bin.

Die Reise lief dann sehr gut, obwohl es ein paar Schwierigkeiten gab, mit denen ich nicht gerechnet hatte. Ich habe alles gut und entspannt gemeistert. Ich habe das Mittel auch dem Hund gegeben, der ebenfalls sehr aufgeregt war und sich damit schön beruhigt hat.

Mann, 48 Jahre: wiederholte Sehnenverletzungen, Sehnenverhärtungen Handfläche

Seine Krankengeschichte der vergangenen Jahre besteht aus wiederholten Verletzungen der Bänder und Sehnen mehrmals pro Jahr. Bizepssehnenriss rechter Arm beim Aufwärmen zum Sport, Bänderriss linker Fuß (mehrmals). Aktuell eine Schulterverletzung links, die ihm die Bewegung des Armes nach vorne schwierig macht. Sie war nach Überanstrengung entstanden beim Malern einer Wohnung. Er hat für diese Verletzungen die Diagnosen Knorpelriss bekommen, von einem anderen Arzt die Diagnose Arthrose. In Eigenbehandlung hatte er deshalb *Ruta graveolens C200* eingenommen, allerdings ohne Verbesserung.

Vom Typ her ist er ein Sportler mit hohem Bewegungsdrang, der nur schwer seine Grenzen in der sportlichen Bewegung erkennt. Deshalb hat er unter anderem schon *Arnica montana* und *Rhus toxicodendron* erhalten. Auch im Fall der akuten Verletzung ist meine erste Verschreibung *Arnica montana* gefolgt von *Rhus toxicodendron*. Dies bringt allerdings nicht die gewünschte Verbesserung, so dass ich dann *Sericum coconum* im Wechsel mit *Rhus toxicodendron* verschrieben habe, in aufsteigenden LM Potenzen über drei Monate. Die Wahl von *Sericum coconum* wurde auch gestützt durch seine Angst vor Flugreisen mit der Furcht abzustürzen. Diese Angst hat sich mit der Einnahme des Mittels ebenfalls deutlich verbessert.

Eine weitere positive Veränderung zeigte sich auch im Bereich der Haut. Seine Haut war im Bereich des Oberkörpers sehr empfindlich gegen Kunstfasern wie Polyester. Sie begann dann zu jucken und zu stechen, was sich durch Schweiß verschlimmerte. Dies ist unter der Behandlung deutlich zurückgegangen.

Letzter Kontakt war ein Jahr nach Beendigung der Behandlung. Er hatte bis dahin keine weiteren Verletzungen erlitten. Die Verhärtungen der Sehnen in der Handfläche waren deutlich besser geworden. Er hat für dieses Krankheitsbild keine weitere Behandlung gewünscht.

Er teilt mir außerdem mit, dass sich einige positive Veränderungen in seinem Leben eingestellt haben. Es fällt ihm leichter, sich auf Veränderungen (Arbeit, privat) einzustellen.

Frau, 46 Jahre, Bänderdehnung rechtes Fußgelenk

Rechter Fuß, außen, durch Abrutschen von einer Treppe, starke Schmerzen, starke Schwellung und Überbeweglichkeit des Gelenkes, die Beschwerden bessern sich fast schlagartig nach einer Gabe *Sericum coconum C10 000*. Innerhalb von 12 Stunden sind die Schmerzen und die Schwellung verschwunden, die zuvor mit *Arnica montana, Ruta graveolens* und *Bellis perennis* mit wenig Erfolg behandelt wurden. Innerhalb einer Woche ist die normale Beweglichkeit des Gelenkes wiederhergestellt. Obwohl diese Art von Unfällen in der Vergangenheit häufiger vorgekommen ist, war dies seit der Anwendung von *Sericum coconum* nicht mehr der Fall. (Beobachteter Zeitraum 10 Jahre)

Frau, 68 Jahre, Bänderdehnung rechtes Fußgelenk

Rechter Fuß, außen, durch Umknicken beim Gehen auf unebenen Boden, Behandlung mit *Sericum coconum C200* und *Sericum coconum C10 000*. Laut Aussage des behandelnden Arztes ist die Verletzung für eine Frau in diesem Alter erstaunlich schnell geheilt. Nach etwa vier Wochen konnte die Patientin ohne Stützverband gehen. Schmerzen und Schwellung waren bereits nach zwei Wochen vollständig verschwunden.

Mädchen, 11 Jahre, Bänderanriss Außenband Fußgelenk

Bänderanriss des Außenbandes am rechten Fußgelenk durch Umknicken beim Springen im Sportunterricht, Verordnung *Sericum coconum C200*, in Wasser aufgelöst mehrmals täglich einen Schluck bei Schmerzen, sehr schnelle Heilung innerhalb von zwei Wochen.

Mann, 48 Jahre, Bandscheibenvorfall mit Entzündung, Lendenwirbelsäule

Er arbeitet als Paketbote und ist deshalb täglich viel unterwegs und trägt viele schwere Sachen. Die Arbeit macht ihm aber dennoch viel Freude. Er möchte unbedingt wieder als Paketbote arbeiten, was derzeit allerdings unmöglich ist wegen der starken Schmerzen im Rücken L3/L4, drückend, ziehend, schießt in die Beine. Diagnose: Bandscheibenvorfall. Außerdem ist sein rechter Fuß wie taub. Die Untätigkeit macht ihm sehr zu schaffen. Er kann nicht stillsitzen, obwohl die Bewegung seine Schmerzen deutlich verschlechtert.
Die erste Akutbehandlung erfolgte mit *Arnica montana* und *Hypericum C10 000*, jedoch ohne deutliche Verbesserung. Da dann vom Arzt noch eine Entzündung im Bereich des Bandscheibenvorfalls diagnostiziert wird, entscheide ich mich für *Sericum coconum C10 000*, jeden 2. Tag.

Damit werden die Schmerzen Schritt für Schritt besser und nach etwa 3 Wochen ist er fast beschwerdefrei.

Leider ist seine Ungeduld sehr groß. Die relative Schmerzfreiheit nutzt er, um schnell wieder als Paketbote unterwegs zu sein. Nach 3 Wochen Arbeit treten die Schmerzen erneut auf. Die Behandlung erfolgt noch einmal mit *Sericum coconum C10 000*, diesmal im Wechsel mit *Hypericum C10 000*. Damit ist er nach 3 Wochen für mehr als ein halbes Jahr ohne Schmerzen. Jedoch erleidet er einen erneuten Bandscheibenvorfall, kurz nachdem er wieder mit der Arbeit begonnen hat. Er hat sich dann, auf Anraten seines Arztes, zu einer Operation der Wirbelsäule entschieden, da er die Arbeit als Paketbote nicht aufgeben möchte. Seitdem ist er nicht mehr in meiner Behandlung.

Ich erhielt ein Jahr später die Rückmeldung von ihm, dass trotz der Operation die Schmerzen wieder da sind, nun an anderer Stelle. Er hat deshalb letztendlich die Arbeit als Paketbote aufgegeben und einen anderen Arbeitsplatz angenommen.

Kater, 6 Monate, Bänderdehnung rechtes Hinterbein

Der kleine Kater ist beim Springen mit dem Hinterbein hängen geblieben und hat sich dabei das Bein verletzt. Er konnte es nicht bewegen und es hing unnatürlich nach Außen verdreht herunter. Röntgen beim Tierarzt ergab eine Bänderzerrung (wahrscheinlich Bänderriss, das hätte allerdings noch weitere Röntgenuntersuchungen durch einen Spezialisten erfordert!). Die Knochen waren in Ordnung.

Die Behandlung erfolgte mit *Sericum coconum C10 000*, am ersten Tag 3mal täglich und anschließend 1mal täglich. Er fing dann nach und nach an, wieder zu laufen. Am ersten Tag waren es nur maximal 10 Schritte bis zum Katzenklo bzw. zum Futternapf. Nach einer Woche konnte er bereits wieder herumlaufen, allerdings langsam und vorsichtig. Nach 4 Wochen war er wieder fit genug, um mit der zweiten Katze Zeit zu verbringen und auch schon wieder etwas herumzurennen. Mit Springen hat er allerdings erst deutlich später wieder angefangen.

Innerhalb der 4 Jahre, die seit dem Unfall vergangen sind, humpelte er gelegentlich leicht, dann hilft eine Gabe *Sericum coconum C200* meist sehr schnell.

Mann, 59 Jahre, Leistenzerrung durch Drehbewegung beim Heben, Erfahrungsbericht Selbstbehandlung

Ich habe einen Koffer aus dem Auto gehoben, kurz danach kam ein stechender Schmerz in der rechten Leiste, in den Bauch ziehend. Ich dachte erst, es ist der Blinddarm, vom Schmerzgefühl her. Ich hatte früher gelegentlich Blinddarmreizung. Aber eine entsprechende Diät hat nicht geholfen. Der Schmerz war etwas besser in Ruhe, beim Laufen wurde es schlimmer. Rumdrehen im Bett war besonders schlimm. Der Schmerz wurde ebenfalls schlimmer, wenn ich aus dem Bett aufstand. Es gab also nachts nicht wirklich eine Besserung. Ich habe dann *Arnica montana C10 000* genommen. Das hat aber nichts gebracht, auch nicht *Rhus toxicodendron C200*. Dann kam mir das *Sericum coconum C10 000* in den Sinn, welches ich vor einiger Zeit wegen einer anderen Verletzung bekommen hatte. Schon während der ersten Einnahme merkte ich die Wirkung. Ich habe es am ersten Tag 3mal genommen. Damit ging der stechende Leistenschmerz zurück. Nach 2 Tage war der Schmerz komplett weg.

Sericum coconum in der Kinderwunsch-Behandlung

In meiner Praxis beginne ich Kinderwunschbehandlungen sehr häufig mit einer Gabe *Sericum coconum*. Es hilft den Frauen, sich klar und deutlich für ihren Weg hin zum Wunschkind zu entscheiden, beseitigt Zweifel und Ängste und gibt somit Sicherheit auf dem weiteren Weg. Dies ist besonders wichtig, wenn schon viele verschiedene Methoden erfolglos zum Einsatz kamen und die Frau/das Paar verunsichert ist, ob es überhaupt noch „klappen" kann, mit dem Wunschkind.

Hier die Rückmeldung einer Patientin nach einem Dreivierteljahr in meiner Behandlung. Sie hatte bereits mehrere Fehlgeburten und missglückte Versuche von künstlicher Befruchtung hinter sich. Während der homöopathischen Behandlung kam es zu einer ersten spontanen Befruchtung. Leider konnte sie auch dieses Kind nicht austragen. Sie setzt nun aber die homöopathische Behandlung mit Vertrauen und Zuversicht fort. Zitat: „Ich bin sehr zuversichtlich und vertraue wieder auf mich und meine Stärken und bin gut im Einklang mit mir selbst wieder angekommen."

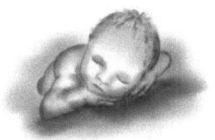

Sericum coconum als Schutzmittel

Sericum coconum hat sich als gutes Heilmittel erwiesen, wenn während der Behandlung ein tiefer Entwicklungsprozess stattfindet, bei dem sich der Patient ungeschützt und verletzlich fühlt. Sie äußern den Wunsch, nach innerer Stärke, um sich besser abgrenzen zu können gegenüber anderen Menschen.

Ich gebe es dann gerne begleitend als Akutmittel zur Einnahme vor entsprechend herausfordernden Situationen. Auch die Einnahme als Zwischenmittel hat sich bewährt. Der Patient tankt Ruhe, Zuversicht und Stärke für die weitere Behandlung, vor allem bei psychischen Erkrankungen.

Kasuistiken von Heilpraktikerin Renate Siefert

Eigene Erfahrung zum Thema Reise

Kurz nachdem ich Seide verrieben hatte und eine C30 selbst hergestellt hatte, trat ich eine Flugreise an. Normalerweise bin ich vor einer Flugreise recht aufgeregt und während des Fluges verspannt. Mit „*Seide C30*" am Tag vorher 3mal 5 Globuli sowie am Reisetag, konnte ich den Flug unglaublich genießen; es war herrlich, in der Luft zu sein und die Welt von oben zu betrachten.

Mann, 57 Jahre: Chronische Achillessehnenentzündung und Beschwerden durch Reisen

Er wurde auf Skiern geboren. In seiner norwegischen Heimat war er von Kindheit an sportlich aktiv: im Winter Skifahren, im Sommer Bergsteigen. Er ist ein nervöser, unruhiger Typ. Als er zu mir in die Behandlung kommt, ist er 52 Jahre alt und leidet seit 10 Jahren unter einer Achillessehnenentzündung. Die Beschwerden bessern oder verschlimmern sich je nach körperlicher Belastung. Wir beginnen mit der Behandlung im März 2012. Die Beschwerden sind nach der Ski-Saison heftig; er kann sich nur hinkend fortbewegen, der Unterschenkel schmerzt.

Ich verordne ihm *Sericum coconum C1000*, 5 Globuli einmal wöchentlich zu nehmen. Innerhalb der nächsten 4 Wochen bessern sich die Schmerzen und nach 8 Wochen ist er beschwerdefrei.

Nach der Bergsteiger-Saison im September 2012 klagt er erneut über Beschwerden. Ich verordne wieder *Sericum coconum C1000* einmal wöchentlich 5 Globuli. Die Beschwerden bessern sich, es gibt nach 3 Wochen nichts mehr zu beklagen.

Ich bat ihn Anfang Dezember, vor der Ski-Saison wiederzukommen, um die körperliche Belastung medikamentös abzufedern. Nebenbei berichtet er, dass er nun beruflich viel reisen müsse. Das bereite ihm viel Stress, er sei einfach nicht so gern ständig unterwegs.

Ich gab ihm in der Konsultation 5 Globuli *Sericum coconum C10 000* – und verordnete die C1000 wieder einmal wöchentlich durchgehend bis zum Februar.

Im März 2013 kam er wegen einer Schulterverletzung in die Behandlung. Die Achillessehne hatte trotz Belastung durch Skifahren keine Beschwerden mehr verursacht. Auf meine Frage nach seinen Beschwerden durch Reisen meinte er, das mache ihm nun nicht mehr viel aus; im Gegenteil, er genieße es unterwegs zu sein und viel zu sehen. Inzwischen könne er dem Reisen viel Positives abgewinnen. (Beschwerden durch Reisen hatte sich bei Sericum coconum ja auch als eine Key-note gezeigt.)

Für seine Reiseapotheke verschrieb ich ihm ein Röhrchen *Sericum coconum C200* und empfahl ihm, bei körperlicher Belastung und besonderem Stress auf Reisen gelegentlich 5 Globuli davon zu nehmen. Ab und zu treffe ich ihn. Er hat keine Beschwerden.

Frau, 52 Jahre: chronische Sehnenscheidenentzündung an beiden Unterarmen/Handgelenken.

Sie ist schon seit vielen Jahren wegen anderer Beschwerden meine Patientin. Nun klagt sie, wegen starker beruflicher Belastung als Physiotherapeutin, über starke Schmerzen in den Handgelenken, ausstrahlend in die Unterarme. Ich gebe ihr in der Konsultation 5 Globuli *Sericum coconum C10 000* und verordne ihr wöchentlich 5 Globuli *Sericum coconum C10 000* über 6 Wochen. Danach war sie beschwerdefrei. Vorbeugend nimmt sie bei besonderer Belastung 5 Globuli *C200 von Sericum coconum*. Sie ist begeistert von diesem neuen homöopathischen Mittel.

Rückmeldung von Heilpraktikerin Anne Schadde

Ich habe die *Seide (Sericum coconum)* schon mehrfach ange-wandt. Gerade bei diesen Indikationen der Beschwerden von Bändern und Sehnen.

Patient 1: Ein Kreuzbandriss zeigte wieder eine Verbindung, ob-wohl ungewöhnlich, dass ein kompletter Durchriss wieder heilt.

Patientin 2: 2 Jahre nach der Operation des Kreuzbandes tauchten so starke Schmerzen auf, dass sie auf Krücken ins Krankenhaus ging. Niemand konnte erklären, was da geschehen war. Mit der *Seide (Sericum coconum)* konnte sie innerhalb von wenigen Tagen laufen und das Bein wieder abwinkeln.

Patient 3: Außenband-Anriss, nach 2 Tagen schon Reorganisation des gesamten Fußes.

Mutter berichtet über die Behandlung ihres Sohnes,
Junge, 11 Jahre, häufiges Umknicken im Fußgelenk

Die letzte Verletzung war sehr heftig, deshalb erfolgte ein Arzt-
besuch.

Die Erfahrungen mit *Sericum coconum C200* sind sehr positiv.
Bis zur zweiten Untersuchung deutete ja alles auf einen Bänderriss hin, oder zumindest Anriss oder gar Knochenbruch am Bän-
deransatz und mein Sohn durfte den Fuß gar nicht belasten. Die
zweite Untersuchung nach zwei Wochen - das war etwa eine
Woche nach der Einnahme des Mittels - hat nach Röntgen erge-
ben, dass der Fuß super steht und an den Bändern gar nichts ist,
sondern die Wachstums-/Dehnungsfuge etwas erweitert ist.
Also: er darf wieder auftreten und in etwa 2 Wochen auch vorsichtig wieder mit Sport starten. Erstaunlicherweise hat dann
der Arzt behauptet, dass bei Kindern in diesem Alter (11 Jahre)
Bänderrisse so gut wie nie aufträten, da sie noch so stabil seien.
Das habe ich eher skeptisch aufgenommen.

Das Arzneimittelbild von Sericum coconum bombyx mori (ser-coc)

Zeichen
Unbehandelter Seidenkokon des Seidenspinners Bombyx mori, Herkunft China.

Affinität
Gemüt, Sehnen, Bänder, Knorpel, Haut, Haare, Frauen.

Modalitäten
Schlimmer: vor und während einer Reise, Veränderungen im Leben, Bewegung.

Besser: Ruhe, nach Beendigung der Reise, frische Luft.

Schlüsselsymptome:
Verletzungen und Entzündungen von Sehnen und Bändern.
Beschwerden durch Reisen.
Schutzlosigkeit.
Haut/Haare.

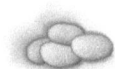

Hauptthemen und -symptome

Gemüt:

G   Angst vor Entscheidungen (1)(3)(5)

G   Aufbruch/Tatkraft/Motivation – Antriebslos (1)(5)

G   Kontaktfreudig – Getrennt/Ausgeschlossen/Rückzug (5)

G   Innerer Stärke, Durchsetzungsvermögen (1)(5)

G   Reisen (1)(2)(4)(5)
- Furcht vor Reisen mit Erwartungsspannung
- Schlaf gestört, vor Reisen
- Abneigung gegen/Stress durch Reisen
- Flugangst
- Angst, es könnte unterwegs etwas passieren.
- Angst, dass man nicht am Ziel ankommt.

G   Ruhe und Ausgeglichenheit – Reizbarkeit (1)(5)

G   Schutz/unverletzlich – Ungeschützt/verletzlich (3)(5)

G   Vergesslichkeit, Termine (5)

G   Verlangen seidene Kleidung zu tragen (1)(3)

G   Zuversicht und Fröhlichkeit – Traurigkeit (1)(5)

Allgemein:

A   Schlaf, erholsam (3)

A   Schweiß, reichlich, nachts (5)

A   Sonnenlicht, Sonnenhitze agg. (1)

A   Träume (1)(3)(6)
- Von Reisen
- Probleme auf Reisen
- Zu viel Gepäck auf Reisen
- Katastrophen
- Familie, Streit in der Familie
- Komisches Aussehen, dafür ausgelacht werden

Körperlich:

K **Kopfschmerzen** (5)
- Rechts unterm Scheitel während Menstruation
- Pulsierender Druck, im vorderen Vertex
- Kopfschmerz begleitet von Durchfall
- Leichte Kopfschmerzen, drückend

K **Haut und Haare** (1)(3)(5)

K **Rücken, Bandscheibenvorfall** (2)

K **Rücken, Schmerz, drückend** (2)(5)

K **Extremitäten, Sehnen und Bänder** (1)(2)(4)(5)(6)
- Bänderdehnung und –riss, Fußgelenk
- Sehnenscheidenentzündung am Handgelenk, Unterarme, beidseitig
- Achillessehnenentzündung
- Wiederholte Sehnenscheidenentzündungen
- Außenband-Dehnung/ -abriss
- Kreuzband-Abriss

K **Häufiges Umknicken im Fußgelenk** (1)(2)(6)

K Weibliche Geschlechtsorgane (5)

- Starke Schmerzen, rechter Unterbauch, in gesamten Bauchraum ausstrahlend
- Menstruation begleitet von Kopfschmerzen
- PMS (Reizbarkeit, Brustspannung, Wassereinlagerung, Rücken-schmerzen, maßloser Appetit)
- Ausfluss, unangenehm riechend

(1) Aufzeichnungen nach Einnahme von Seide C10 000, 2005
(2) Patientenfälle von Katrin Rabe 2007-2020
(3) C4-Verreibung und Erfahrungen mit der eigenen C4, 2008
(4) Erfahrungsberichte Naturheilpraxis Renate Siefert, 2008 -2019
(5) HAMSE 2016-2017
(6) Weitere Erfahrungsberichte

Arzneimittelvergleich

In meiner bisherigen Praxis habe ich Ähnlichkeiten des Mittels *Sericum coconum* zu folgenden Mitteln festgestellt, entsprechend der Schlüsselsymptome geordnet:

Verletzungen und Entzündungen von Sehnen und Bändern
- *Anacardium:* Unentschlossenheit, Schwierigkeiten Entscheidungen zu treffen, Verletzungen der Sehnen, mehr Achillesferse
- *Ruta graveolens*: die Sehnenverletzung/-entzündung war oftmals ein Ergebnis von Überarbeitung ohne das spezifische Problem der „Wegfindung".

Beschwerden durch Reisen
- *Cocculus, Petroleum, Tabacum, Nux vomica:* Übelkeit beim Fahren im Auto
- *Calcium phosphoricum:* Verlangen zu Reisen und wenn unterwegs, Verlangen nach Hause zu kommen.
- *Aconitum:* Flugangst, dann oftmals mit Panikattacken, Herzrasen und/oder Atemnot.

Schutzlosigkeit
- *Vernix caseosa*: Gefühl von mangelndem Schutz, seelische Verletzlichkeit mit Überempfindlichkeit gegen äußere Einflüsse wie Geräusche, besser durch Ohren zu halten.
- *Astacus fluviatilis*: Gefühl es fehlt eine Schutzhüll; Gefühl zu weich zu sein; Zitat Patient: „Ich hätte gerne eine Rüstung um mich herum, um die feindlichen Angriffe von außen abwehren zu können, damit ich in Ruhe meine Entwicklung zu Ende bringen kann."
- *Einsiedlerkrebse* (z.B. Tiefsee-Einsiedlerkrebse parapaguridae): fühlen sich schutzlos und ausgeliefert, möchten sich in einem Haus/Zimmer zurückziehen; Zitat Patient: „Ich hätte gerne ein Haus, was ich ständig mit mir herumtragen kann, um bei Bedarf sofort hineinschlüpfen zu können."

Haut/Haare
- *Tela aranea:* Trockene juckende Haut - bei Tela aranea (Spinnennetz) wurde das Jucken von einem Gefühl begleitet, dass sich von der Schamgegend ein Spinnennetz auf dem Körper ausbreitet, es war auch ein Hautausschlag wie Nesselfieber sichtbar. Bei Sericum coconum ist der Hautausschlag weniger ausgeprägt.
- *Silicea:* folgt gut auf Seide; innere Stärke, Haut
- *Sulphur:* Hautjucken, Wolle agg.

Eventuell sollten auch folgende Mittel in Betracht gezogen werden

- Muschelseide der Steckmuschel *Pinna nobilis*: wegen der ähnlichen Entstehung und Zusammensetzung der Substanz.
- Schmetterlinge z.B. *Bombyx Mori:* da Schmetterlingsmittel Entwicklungsprozesse unterstützen, oft zart und verletzlich erscheinen.

Folgt gut auf: *Arnica montana, Bellis perennis, Ruta graveolens*
Komplementär zu: *Symphytum, Arnica montana, Ruta graveolens*

Repertorium

Folgende Rubriken schlage ich vor, in die Repertorien zu überneh-
men.

- Gemüt - Angst - Reise; vor (dem Beginn) einer
- Gemüt - Angst - Reise; vor dem Beginn einer
- Gemüt - Angst - Zukunft; in Bezug auf die
- Gemüt - Beschwerden durch - Erwartungsspannung
- Gemüt - Furcht - Fliegen, vor dem - Flugzeug, in einem
- Gemüt - Furcht - Reisen; vor
- Gemüt - Gedanken - Zukunft, vor der
- Gemüt - Kinder - zeugen und zu haben; Verlangen, Kinder zu
- Gemüt - Menses - vor
- Gemüt - Reisen - Verlangen nach
- Gemüt - Reizbarkeit, Gereiztheit - Menses - vor
- Gemüt - Sorgen; voller - Zukunft; in Bezug auf die
- Gemüt - Wahnideen - schutzlos zu sein, sich nicht verteidigen zu können

- Schwindel - Schwindel im Allgemeinen

- Kopf - Haare - elastisch

- Kopf - Haare - spröde, brüchig
- Kopf - Haare - Trockenheit
- Kopf - Schmerz - drückend
- Kopf - Schmerz - erstreckt sich zu - Nase - Nasenwurzel - pulsierend
- Kopf - Schmerz - Geräusche - agg. - drückend
- Kopf - Schmerz - Liegen - amel. - drückend
- Kopf - Schmerz - Menses - während - agg.
- Kopf - Schmerz - pulsierend
- Kopf - Schmerz - Stehen - agg. - drückend

- Auge - Photophobie - Licht; durch - Sonnenlicht; durch - agg.

- Magen - Übelkeit - Fahren - Bus; mit dem - agg.
- Magen - Übelkeit - Fahren - Wagen; im - agg.
- Magen - Übelkeit - Flugzeug; in einem

- Rücken - Entzündung - Gelenke - begleitet von - Bandscheibenvorfall
- Rücken - Prolaps - Bandscheibenvorfall
- Rücken - Schmerz - Bewegung - agg. - ziehend
- Rücken - Schmerz - Drehen, beim - agg. - ziehend
- Rücken - Schmerz - Lumbalregion - Bewegung - agg. - drückend

- Rücken - Schmerz - Lumbalregion - Bewegung - agg. - plötzliche Bewegung - Wehtun
- Rücken - Schmerz - Lumbalregion - Bewegung - agg. - ziehend
- Rücken - Schmerz - Lumbalregion - Drehen, beim - agg. - plötzliches - Wehtun
- Rücken - Schmerz - Lumbalregion - Drehen, beim - Körpers; des - agg. - ziehend
- Rücken - Schmerz - Lumbalregion - erstreckt sich zu - Beine - ziehend
- Rücken - Schmerz - Lumbalregion - Ruhe - amel. - drückend
- Rücken - Schmerz - Lumbalregion - Sitzen - agg. - drückend

- Extremitäten - Einknicken, Nachgeben - Knöchel
- Extremitäten - Entzündung - Handgelenke
- Extremitäten - Entzündung - Sehnen
- Extremitäten - Entzündung - Unterschenkel - Achillessehne
- Extremitäten - Ganglion - Handgelenk, am
- Extremitäten - Ruptur, Zerreißung von Bändern - Unterschenkel - Achillessehne
- Extremitäten - Schmerz - Handgelenke

- Extremitäten - Schmerz - Handgelenke - Verdrehen des Handgelenks agg.
- Extremitäten - Schmerz - Oberarme - Bizeps
- Extremitäten - Schmerz - Unterschenkel - Achillessehne
- Extremitäten - Schwäche - Knöchel
- Extremitäten - Schwäche - Unterschenkel - Achillessehne
- Extremitäten - Unsicherheit der Gelenke - Füße
- Extremitäten - Unterschenkel; Beschwerden der -
- Achillessehne
- Extremitäten - Verletzungen - Sehnen
- Extremitäten - Verletzungen - Unterschenkel - Achillessehne
- Extremitäten - Verrenken; leichtes - Knöchel
- Extremitäten - Verrenkung - Knöchel
- Extremitäten - Verstauchungen, Verrenkungen - Handgelenke
- Extremitäten - Verstauchungen, Verrenkungen - Knöchel
- Extremitäten - Verstauchungen, Verrenkungen - Knöchel - rechts
- Extremitäten - Verstauchungen, Verrenkungen - Knöchel - wiederkehrend

- Träume - Reisen
- Träume - Reisen - China; nach

- Träume - Reisen - Zug; mit dem
- Träume - Schwierigkeiten - Reisen, auf

- Schweiß - Reichlich - nachts
- Schweiß - Plötzlich

- Haut - Jucken
- Haut - Jucken - Baden - nach
- Haut - Jucken - Hautausschläge - ohne
- Haut - Jucken - Reiben - amel.
- Haut - Jucken - Trockenheit; durch
- Haut - Jucken - Wolle agg.
- Haut - Trocken

- Allgemeines - Entzündung - Sehnen, der
- Allgemeines - Fliegerkrankheit
- Allgemeines - Reisen - Beschwerden durch
- Allgemeines - Schwäche - Hitze - Sonnenhitze, in der - agg.
- Allgemeines - Schwäche - Schwindel, mit
- Allgemeines - Verletzungen - Rupturen, Zerreißungen - Sehnen; der
- Allgemeines - Verletzungen - Sehnen, der

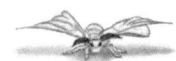

Index

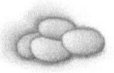

Literaturverzeichnis

- Dr. John Feltwell: The Story of Silk, Großbritannien, 1990, ISBN 0-86299-611-2
- May R. Berenbaum: Blutsauger, Staatsgründer, Seiden-fabrikanten, Deutschland, 2004, ISBN 3-8274-1519-5
- Margarete Payer: Entwicklungsländerstudie, Teil 1, Kapitel 8: Tierische Produktion, 9. Seidenraupen, 2001, www.payer.de/entwicklung/entw0891.htm
- Seidenlexikon der Spinnhütte Plauen, www.spinnhuette.de
- History of Silk, www.silk-road.com
- Chinese Cultural Studies, http://acc6.its.brooklyn.cuny.edu
- Seide, Seidenspinner, www.wikipedia.org
- Från tekopp till bindtråd, www.rackelhanen.se/swe/1080.htm
- Shenet-Silkeslarv, www.shenet.se/vaxter/silkesmask/html
- Heilpraktikerin Renate Siefert: Der Weg der Homöopathie Deutschland, 2016, ISBN 978-3-89060-695-8
- Jeremy Sherr: Die homöopathische Arzneimittelprüfung, Deutsche Ausgabe 1998, ISBN 3-933760-00-3

- Patricia Le Roux: Schmetterlinge in der Homöopathie, Deutschland, 2012, ISBN 978-3-939931-99-7
- Shukla, Herrick, Kohlrausch, Müller: Sieben Schmetterlinge, Deutschland, 2002
- Melissa Assilem: Muttermittel in der Homöopathie, Deutschland, 2016, ISBN 978-3-941706-92-7
- Dr. Tinus Smits: Inspirierende Homöopathie, Niederlande, 2015, ISBN 978-90-76189-49-9

Bezugsquelle des homöopathischen Mittels

Sericum coconum bombyx mori (ser-coc)

Gudjons Apotheke, Augsburg, Deutschland
Inh. Dr. (Univ. Urbino) Hannes Proeller e.K.
Tel.: +49 821 4441000
Internet: www.gudjons-apotheke.de

Remedia, Eisenstadt, Östereich, (geplant für Ende 2024)
Team Santé Salvator Apotheke Mag.pharm. M. Müntz KG
Internet: https://remedia.at/shop/

Katrin Rabe - meine Reise zu mir

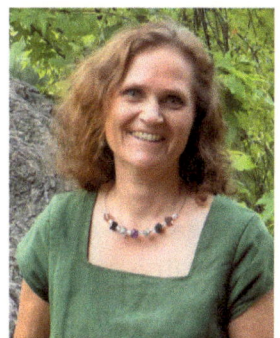

Geboren 1966 in Leipzig
Glückliche Kindheit in einer
liebevollen Familie

1986-1991 Studium Verfahrenstechnik
       Technische Universität Dresden
1989 - 2012 verheiratet mit Lutz Rabe,
       zwei gemeinsame Kinder

1996 - 2008 Wohnhaft in Stockholm/Schweden
1999 - 2006 Projektleiterin Testlab/Konsumentverket
2001 - 2004 Ausbildung in klassischer Homöopathie bei Frans
       Vermeulen in Stockholm/Schweden
2003 - 2008 eigene homöopathische Praxis in Stockholm
2005 - 2007 Basisstudium Medizin, Universität Uppsala/
       Schweden

2009   Umzug zurück nach Deutschland

2013   Zulassung zur Heilpraktikerin,
       seither eigene Praxis für Homöopathie in Leipzig

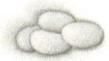

Kontakt zur Autorin

Katrin Rabe
KReativ Naturheilpraxis
www.kreativ-naturheilpraxis.de
www.gesund-mit-homöopathie.de
www.katrin-rabe.de

Telefon: +49 341 21977535
Mail: katrin@kreativ-naturheilpraxis.de

Hinweis/Haftungsausschluss

Die in diesem Buch genannten Informationen sind zum Studium der homöopathischen Materia Medica vorgesehen. Die genannten Heilmittel sind nicht zur Selbstmedikation gedacht, sondern sind individuell an den einzelnen Patienten anzupassen.

Es sollte deshalb bei Bedarf ein homöopathisch arbeitender Arzt/eine Ärztin oder ein Heilpraktiker/eine Heilpraktikerin konsultiert werden.

Ich weise außerdem darauf hin, dass alle im Buch angegebenen externen Links nur bis zum Zeitpunkt der jeweiligen Recherchen eingesehen wurden. Spätere Veränderungen liegen außerhalb meines Einflusses.

Eine Haftung für externe Links ist ausgeschlossen.